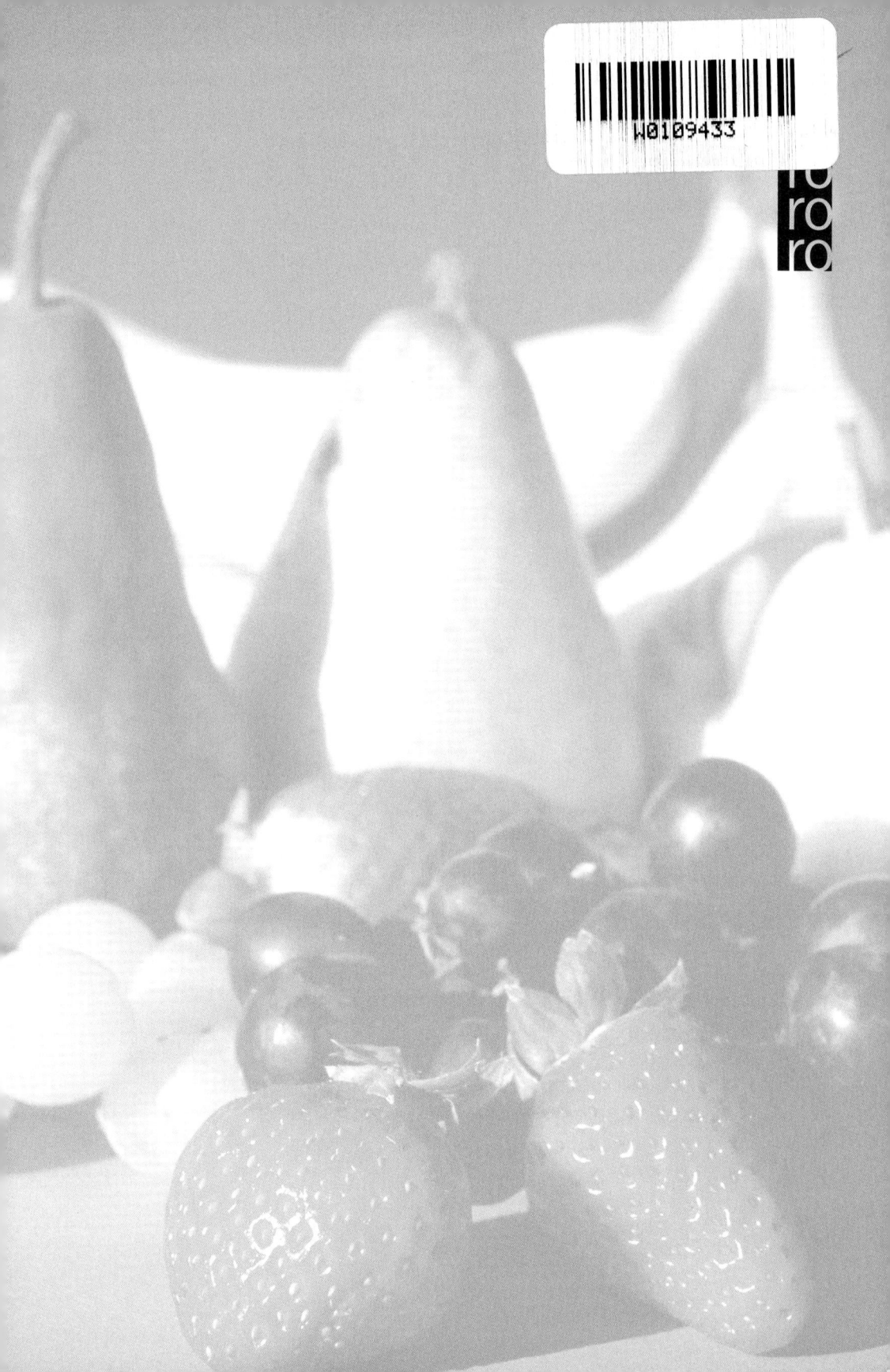

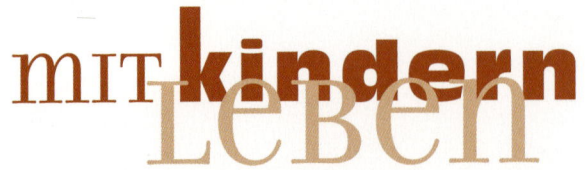

mit kindern leben

HERAUSGEGEBEN VON BERNHARD SCHÖN
UND BERND GOTTWALD

ZU DIESEM BUCH

Die richtige Ernährung erleichtert vieles während der Schwangerschaft. Sie kann sogar ernsthafte Komplikationen wie z. B. die Gestose verhindern. Bewusstes Essen führt natürlich zu größerem Wohlbefinden, und wenn die Schwangere auf die richtige Zusammensetzung der Nährstoffe achtet, dann wird sie die Entwicklung ihres Babys optimal unterstützen.

Die Expertin Inge Kelm-Kahl hat mit babyclub.de gemeinsam die 100 wichtigsten Fragen zum Thema ausgewählt. Sie gibt kompetente und leicht verständliche Antworten und macht Lust auf gesundes Essen mit leckeren Rezeptvorschlägen.

Dr. med. Inge Kelm-Kahl, Ärztin und Medizin-journalistin, ist Mutter von sechs Kindern im Alter zwischen acht und 16 Jahren. Sie arbeitet als freiberufliche Journalistin und hat schon mehrere Elternratgeber zu medizinischen und Schwangerschaftsthemen veröffentlicht.

DR. MED. INGE KELM-KAHL

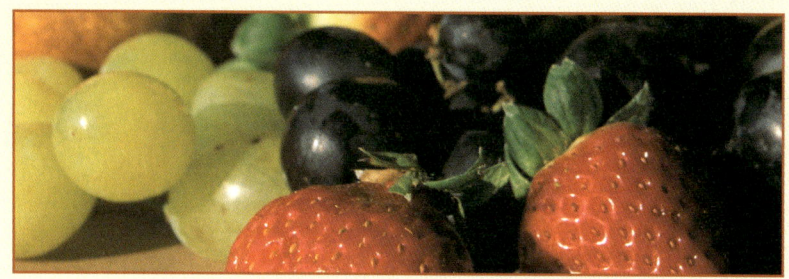

100 FRAGEN:
ERNÄHRUNG IN DER
SCHWANGERSCHAFT

• *Aus der Hebammen-Sprechstunde*
• *Mit großem Serviceteil*

Rowohlt Taschenbuch Verlag

IN KOOPERATION MIT

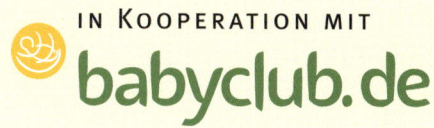

Originalausgabe
Veröffentlicht im Rowohlt Taschenbuch Verlag
GmbH, Reinbek bei Hamburg, September 2003
Copyright © 2003 by Rowohlt Taschenbuch Verlag
GmbH, Reinbek bei Hamburg
Alle Rechte vorbehalten
Redaktion Birgit Laue, Bernhard Schön
Umschlaggestaltung any.way, Barbara Hanke
Fotografie (Titel): zefa / Peisl
(Rückseite und Innenteil) Angelika Salomon
Reihenlayout Christine Lohmann
Gesamtherstellung Clausen & Bosse, Leck
Printed in Germany
ISBN 3 499 61712 9

Die Schreibweise entspricht
den Regeln der neuen Rechtschreibung.

Lass die *Nahrung*

deine Medizin sein

und

Medizin deine Nahrung

Hippokrates von Kos

Inhalt

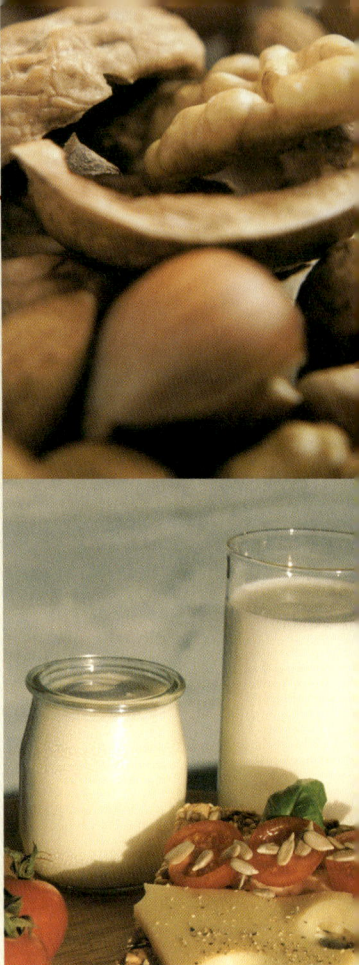

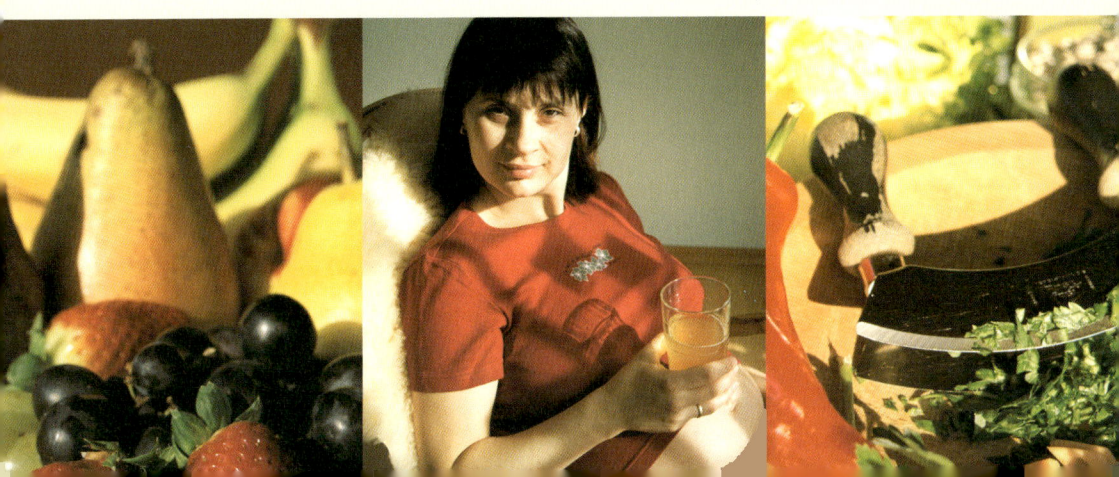

Einleitung

Schwangerschaft und Geburt sind für Frauen der Industrienationen vom schicksalhaften Ereignis zum sorgfältig geplanten Vorgang geworden. Ein sicherer materieller Grundstock aus Ausbildung und Berufsjahren, der Anspruch auf geteilte Elternschaft und ein enormes verfügbares Wissen über Gesundheit und Ernährung bieten heute optimale Voraussetzungen für eine Zeit voll guter Hoffnung und eine selbstbestimmte Geburt.

Das durchschnittliche Alter der Frauen, die zum ersten Mal Mutter werden, beträgt 29 Jahre. Wohl noch nie waren Frauen sich ihrer Verantwortung dem werdenden Kind gegenüber so bewusst wie heute. Schadstoffe wie Alkohol und Zigaretten werden bereits Monate vor der Schwangerschaft gemieden, viele Frauen stellen jetzt ihre Ernährung auf Vollwertkost um und essen viel grünes Gemüse. Das begünstigt die Empfängnis und fördert ein gesundes Wachstum der embryonalen Nervenzellen.

Mit diesem Buch beantworten wir die häufigsten Fragen zur Ernährung in der Schwangerschaft. Viele Schwangerschaftsbeschwerden können durch nährstoffhaltige Kost vermieden werden. Wissen baut auch Vorurteile ab. Dem heutigen Schönheitsideal gemäß heißt es oft nicht wie bei der Generation unserer Mütter «Iss für zwei», sondern «Iss nicht so viel, das gibt ein zu großes Kind / eine schwere Geburt / Schwangerschaftskomplikationen / spätere Fettsucht». Die Devise heißt «Qualität, nicht Quantität». Wissenschaftliche Studien zeigen, dass eine vollwertige, den Bedürfnissen der Mutter entsprechende Ernährung das Beste für die Schwangere ist, aber auch, dass Gewichtszunahmen von 18–20 kg normal und gesund sein können (s. Kapitel 6 und 10). Es ist u. a. der Verdienst der Gestose-Frauen e.V. (s. Kapitel 10), nach Jahren des Zitterns vor dem Wiegen beim Frauenarzt den Schwangeren das Selbstbestimmungsrecht über ihren Körper zurückgegeben zu haben.

Rücksicht auf das wachsende Leben macht auch sensibel für Umweltbelastungen. Viele Frauen empfinden in der Schwangerschaft ihren Lebensstil als hektisch. Sie möchten mehr im

Einklang mit der Natur leben, dem Ruhebedürfnis nachgeben, nahrhafte Kost selber vitaminschonend zubereiten und Schadstoffe in Lebensmitteln meiden. Das sind ernst zu nehmende Bedürfnisse. Die wachsende Zahl der Naturkostläden und Kochbücher zu Vollwerternährung trägt dem Rechnung. Einige Rezepte haben wir Ihnen als kleine Appetitanreger aufgeschrieben – vielleicht bekommen Sie ja Lust auf mehr.

Bei aller Rücksicht sollten Sie jedoch ihre Individualität nicht zu kurz kommen lassen. Wer in der Frühschwangerschaft keine Rohkost verträgt, wem von Hirsegeruch übel wird, der muss sich nicht dazu zwingen – es gibt Alternativen in der vollwertigen Ernährung. Dies gilt auch für konventionelle Lebensmittel: Zwar ist die früher viel gepriesene Leber Hauptlieferant für viele Vitamine und Spurenelemente, aber auch mit einer vegetarischen Ernährung (Getreide, Nüsse, Käse oder Fisch, Eier) kann eine Schwangere ihren Nährstoffbedarf komplett decken und die in Tierinnereien enthaltenen Schadstoffe vermeiden. Hören Sie auf Ihre innere Stimme, die gerade in anderen Umständen sehr ausgeprägt ist. Mit Wissen und Rücksicht auf Ihre Bedürfnisse werden Sie das Beste für sich und Ihr Kind tun.

Dr. med. Inge Kelm-Kahl

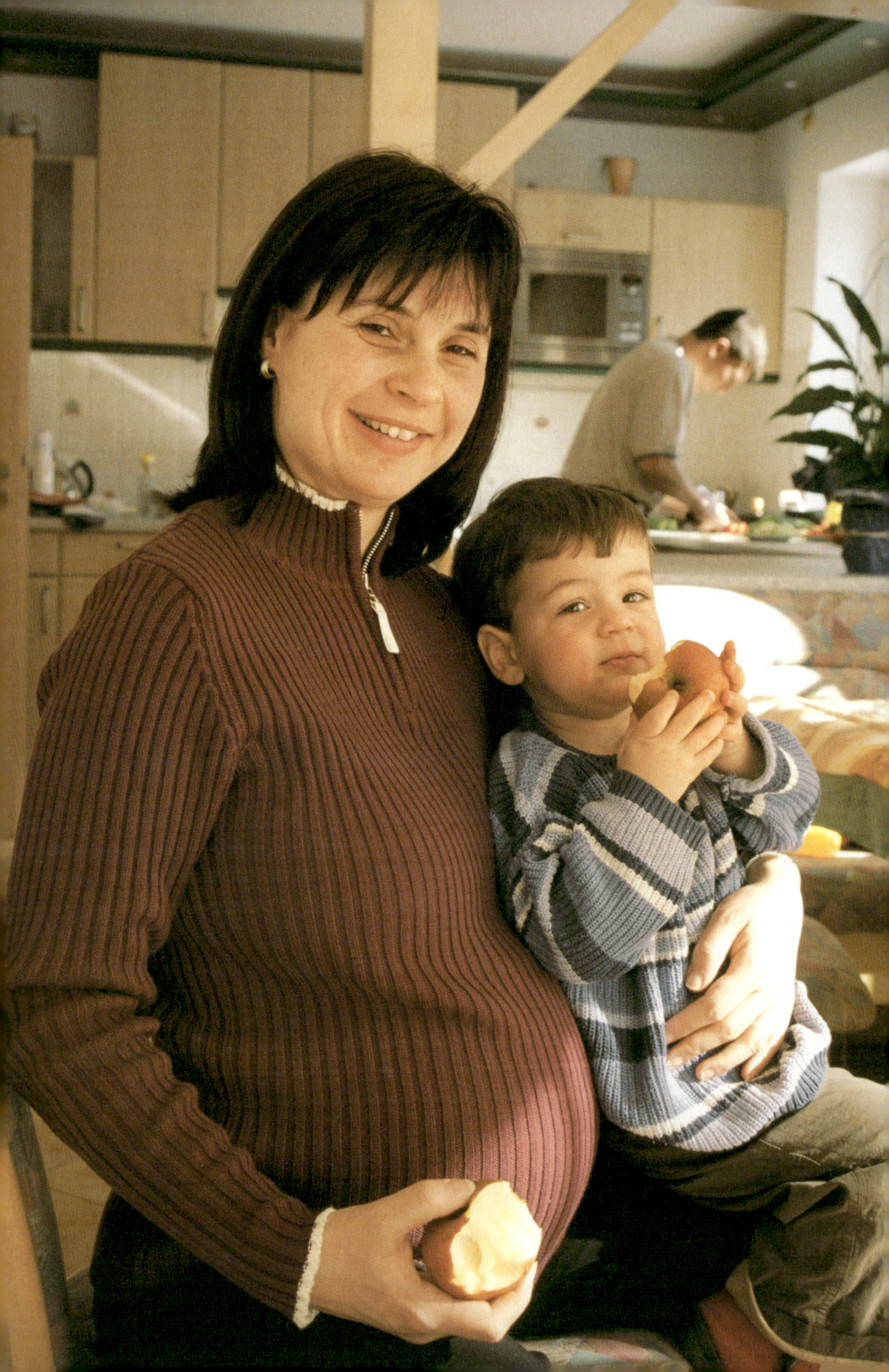

Kapitel 1 | *Gut versorgt durch 40 Wochen*

Fragen Nr. 1 – 13

1. Ich bin zum ersten Mal schwanger. Muss ich meine Ernährung nun umstellen?

Eine Schwangerschaft ist keine Krankheit, bei der man Diät halten muss. Wenn Sie sich bereits vor der Schwangerschaft gesund und vollwertig ernährt haben, brauchen Sie jetzt nichts zu ändern. Allerdings erfordern die «anderen Umstände» ein bewusstes Essverhalten. Denn alles, was in Ihrem Blut zirkuliert, bekommt auch Ihr Kind über die Nabelschnur. Eine wesentliche Rolle spielt deshalb die Qualität der Nahrungsmittel, die Sie zu sich nehmen. Mit frischen Lebensmittel aus ökologischem oder besser noch biologisch-dynamischem Anbau (S. 22, 26 f.) versorgen Sie sich und Ihr Kind optimal. Es kommt weniger darauf an, *wie viel* Sie essen, als darauf, *was* Sie essen. Vermeiden Sie generell rückstands-, schadstoff- oder mit Zusätzen belastete Nahrungsmittel.

Unter dem Begriff «Vollwerternährung» versteht man eine überwiegend vegetarische Ernährung mit Eiern, Milch und Milchprodukten (ovo-lacto-vegetabil). Dabei werden die Nahrungsmittel so wenig wie möglich verarbeitet, ein großer Teil kommt als Rohkost auf den Tisch. Lassen Sie stark verarbeitete Produkte wie raffinierten Zucker und Weißmehl weg und greifen Sie zu möglichst naturbelassenen Erzeugnissen aus ökologischem Anbau.

2. Ich arbeite manchmal sehr lange. Zum Kochen habe ich abends oft keine Lust mehr. Gibt es Tipps, wie ich mich in der Schwangerschaft trotzdem gesund ernähren kann?

Ernähren Sie sich vor allem abwechslungsreich mit viel frischem Obst, Gemüse und Vollkornprodukten und trinken Sie bis zu 2,5 l täglich.

Ihre Berufstätigkeit ist dabei bestimmt kein Hindernis. Vielleicht haben Sie bisher keine Notwendigkeit gesehen, sich mit Ihrer Ernährungsweise auseinander zu setzen? Sicher werden Sie während Ihrer Schwangerschaft versuchen, für sich und Ihr Kind das Beste zu tun. Auch bei der Arbeit können Sie gesunde Snacks zu sich nehmen und hin und wieder einen «Office-Break» (kurze Pause) einlegen. Vorschläge zu gesunden Zwischenmahlzeiten oder kompletten Menüs, die schnell auf den Tisch gezaubert sind, finden Sie auf S. 64 f., 78 ff.

- Essen Sie fünf bis sechs kleine Mahlzeiten oder Snacks am Tag.
- Obst, Gemüse und Salate sollten jetzt täglich auf Ihrem Speiseplan stehen.
- Nehmen Sie in ausreichender Menge hochwertige Vollkornprodukte zu sich.
- Seien Sie zurückhaltend mit Fetten und Zucker (S. 32, 94 f.).
- Trinken Sie täglich etwa 2,5 Liter ungesüßte Getränke (S. 51).
- Stillen Sie Ihre Lust auf Süßes am besten durch Obst, Obstsalate, Trockenfrüchte, Nüsse, Joghurt und Quark.

3. Man sagt: «Das Kind isst mit.» Wie kann ich mir das vorstellen?

Über die Nabelschnur nimmt das heranwachsende Kind nährende, aber leider auch schädliche Stoffe aus dem mütterlichen Blut auf. Dabei werden viele Schadstoffe zwar durch die so genannte Plazentaschranke zurückgehalten, aber eben nicht alle. Dazu gehören besonders Alkohol, Nikotin und andere Drogen und auch viele Arzneimittel. Eine ausgewogene, möglichst schadstoffarme Ernährung ist eine wichtige Basis für Ihr Wohlbefinden und für eine gesunde Entwicklung Ihres Kindes. Achten Sie deshalb als werdende Mutter sehr bewusst auf die Qualität Ihrer Lebensmittel.

4. Wie viele Mahlzeiten soll ich pro Tag essen?

Häufig wird sich diese Frage allein schon durch Ihr Hungergefühl regulieren. Fünf bis sechs kleine, über den Tag verteilte Mahlzeiten halten Ihren Blutzuckerspiegel konstant. Das ist wichtig, um Ihrem Kind eine möglichst gleichmäßige Energiezufuhr zu verschaffen. Gleichzeitig beugen Sie dadurch Übelkeit und Sodbrennen vor. Ein üppiges Mahl, das Sie vielleicht sogar erst spätabends zu sich nehmen, würde Ihnen sehr wahrscheinlich auch gar nicht mehr gut tun. Wenn Sie berufstätig sind, denken Sie an kleine Snacks für zwischendurch (S. 64). Eine warme Mahlzeit am Tag unterstützt Ihre Vitalkräfte. Feste Essenszeiten sind eine gute Gelegenheit, Rhythmus und

Struktur in Ihren Alltag zu bringen. Das bewusst geplante Essen hält Sie auch davon ab, einfach draufloszufuttern. Aber das Wichtigste: Nehmen Sie sich Zeit und Ruhe beim Essen. Das fördert die Bekömmlichkeit und ist bereits eine gute Vorübung für das Leben mit einem Kleinkind.

5. Ich habe gehört, Getreide sei gut für die Schwangerschaft. Stimmt das?

Ja, das stimmt. Besonders empfehlenswert für schwangere Frauen: Hirse, die sehr reich an Mineralstoffen ist. Vor allem der hohe Anteil an Kieselsäure und Biotin hat eine kräftigende Wirkung auf Haut, Nägel und Haar.

Hirse lässt sich süß oder herzhaft in den verschiedensten Variationen zubereiten (Rezepte S. 78 f.).

Auch Hafer erlebt gerade eine Renaissance: Hochleistungssportler haben diese alte Getreidesorte für sich wiederentdeckt, weil sie eine besonders anregende Qualität hat. Hafer ist leicht verdaulich, weshalb man ihn als Haferschleim bei Magen-Darm-Erkrankungen einsetzt. Außerdem stellt er sehr schnell Power zur Verfügung, wie das Sprichwort «Den hat der Hafer gestochen» bezeugt.

Hafer enthält sehr viel hochwertiges Pflanzenöl, das merken Sie daran, dass die Körner im Vergleich zu den meisten anderen Getreidesorten sehr weich sind und sich gut zu Flocken verarbeiten lassen.

Empfehlenswert sind aber auch die übrigen Vollkorngetreide wie Weizen, Gerste, Roggen oder Reis und Mais. In Ihrem Naturkostladen gibt es mittlerweile sogar Produkte für die schnelle Küche, z. B. «Minutenpolenta» von *Rapunzel*. «Minutenpolenta» ist wärmebehandelter, geschroteter Mais. Er wird schnell gar, schmeckt nussig-lecker und ist ein wichtiger Ballaststofflieferant. Thermogrütze oder Bulgur-Produkte von *Erdmannhauser* oder Couscous von *Davert* sind vor allem in Kombination mit Gemüse sehr lecker.

6. Sind Konserven schädlich?

Konserven sind sterilisierte, verpackte Lebensmittel, die sich über mehrere Jahre halten. Die Sterilisation erfolgt entweder vor oder nach der Abfüllung und dem dichten Verschließen. Wichtig beim Konservieren ist die Einhaltung der Temperatur im Lebensmittel, da es sonst später zu Gärungsprozessen kommen kann, die das Lebensmittel verderben. Diese «Bombagen» genannten, verdorbenen Dosen oder Gläser lassen sich z. B. am gewölbten Deckel erkennen. Den Inhalt dürfen Sie auf keinen Fall mehr essen.

Konserven dürfen laut Lebensmittelverordnung keine weiteren Konservierungsstoffe zugesetzt werden.

Weißblechdosen sind ein bedenkliches Verpackungsmaterial, da Schwermetalle wie Blei und Zinn auf das verpackte Lebensmittel übergehen können. Deshalb werden die meisten Weißblechdosen von innen mehrschichtig lackiert. Glasverpackungen oder Tetrapaks sind für die Konservierung unbedenklicher und umweltfreundlicher als Weißblech.

Der ursprüngliche Zweck einer Konservierung besteht darin, Produkte für einen Zeitraum verfügbar zu machen, zu dem sie nicht frisch erhältlich sind.

Schädlich sind Konserven nicht. Allerdings ersetzen sie nie ein frisches Produkt, das können Sie schon am Geschmack und an der Konsistenz bemerken. Durch die Sterilisation verlieren Lebensmittel einen hohen Anteil an Vitaminen und Mineralstoffen, wichtige Eiweißbausteine werden verändert. Außerdem sind die meisten Konserven entweder zu salzig oder zu süß. Oft enthalten sie zusätzliche Farb- oder Aromastoffe.

Auch tiefgekühlte Produkte zählen zu den Konserven, verlieren allerdings beim Einfrieren nur einen geringeren Teil ihrer wichtigen Inhaltsstoffe.

7. Um täglich eine warme Mahlzeit zu bekommen, habe ich mir oft ein Fertigmenü gemacht. Muss ich das nun ändern?

Die meisten Fertigmenüs enthalten eine Vielzahl von Emulgatoren, Aromen, Farb- und Konservierungsstoffen und sind außerdem meistens viel zu salzig (S. 92). Ein frisches, selbst gekochtes Essen ist und bleibt unübertroffen.

Vielleicht haben Sie in Ihrem Geburtsvorbereitungskurs ja bereits andere schwangere Frauen getroffen, die sich in der gleichen Situation wie Sie befinden. Richten Sie sich ein kleines Netzwerk ein und kochen Sie gemeinsam oder laden Sie sich öfter gegenseitig zum Essen ein. So nehmen Sie sich die Zeit für eine ausgewogene, vernünftige Ernährung in netter Gesellschaft. Das macht Spaß und wird Ihnen und Ihren Kindern gut tun.

8. Wie sieht eine ausgewogene Ernährung eigentlich aus?

Wenn Sie Ihren täglichen Speiseplan konsequent aus folgenden Produktgruppen zusammenstellen, liegen Sie richtig:

- Getreide und Vollkornbrot,
- Obst (auch Trockenobst) und Gemüse (auch dunkles Blattgemüse, Salate, Kresse),
- Nüsse, Mandeln oder Ölsaaten (Sonnenblumenkerne, Mohn etc.),
- Milch und Milchprodukte,
- Eier,
- Öl und Butter,
- bei Bedarf Fleisch und Fisch.

Achten Sie dabei auf eine ökologische Qualität der Lebensmittel (s. Kapitel 2) und kochen Sie mit Liebe und Kreativität.

9. Ich habe eine Abneigung gegen Quark, dabei ist er doch so wertvoll. Muss ich unbedingt Quark essen?

Ihre Ernährungsbedürfnisse werden sich im Verlauf der Schwangerschaft mehrfach ändern. Von Heißhungerattacken bis hin zu Abneigungen gegen bestimmte Nahrungsmittel ist alles möglich.

Zwingen Sie sich nicht, etwas zu essen, das Sie nun nicht (mehr) mögen. Sie müssen keinen Quark essen, wenn Sie nicht wollen. Ihren Eiweiß- und Kalziumbedarf können Sie nicht nur mit Quark decken. Auf S. 40 f. finden Sie dazu weitere Anregungen.

10. Ich esse viel Käse und habe gehört, dass ich in der Schwangerschaft auf Rohmilchkäse verzichten soll. Welche Sorten sind aus Rohmilch?

Zu den Rohmilch-Käsesorten zählen z. B. Brie, Camembert, Romadour, Münsterkäse oder Roquefort. Diese Weichkäse müssen auf der Verpackung als Rohmilchkäse gekennzeichnet werden.

Hartkäse dagegen kann aus Rohmilch hergestellt worden sein, ohne dass dies deklariert werden muss. Beispiele hierfür sind Appenzeller, Bergkäse oder Emmentaler. Bei Hartkäse ist die Gefahr einer Listerieninfektion geringer, da die Wachstumsbedingungen für die Bakterien im Hartkäse schlechter sind. Fragen Sie im Zweifel beim Kauf von Käse lieber nach.

11. Ich bin in der 10. Woche schwanger und Vegetarierin. Seit drei Wochen verspüre ich großen Appetit auf Fleisch und esse seither fast täglich welches. Ist das unnormal?

Unnormal wäre es, wenn Sie Ihrem Bedürfnis nicht nachgeben würden und Ihre bisherige Ernährungsweise unfreiwillig beibehielten. Wenn Sie Lust auf Fleisch haben, essen Sie Fleisch. Bei vielen Frauen ist es umgekehrt: Sie möchten sich plötzlich ausschließlich vegetarisch ernähren, obwohl sie vor der Schwangerschaft gern Fleisch und Wurst gegessen haben. Sie sollten daraus keine Gewissensentscheidung machen. Gelüste oder Bedürfnisse können sich eben durch die Schwangerschaft verändern, wie Sie selbst schon gemerkt haben.

Achten Sie allerdings auf die Herkunft des Fleisches. Ökologische Verbände wie *Demeter* oder *Bioland* geben Auskunft, wo Sie in Ihrer Nähe entsprechende Metzgereien finden (s. Adressen).

12. Soll ich vor der Geburt noch etwas essen, oder ist das eher ungünstig?

Eine Geburt kann gerade bei Erstgebärenden länger dauern. Oft öffnet sich der Muttermund zwei bis drei Zentimeter, und anschließend ist erst mal «Pause» für die werdende Mutter. Haben Sie dann das Bedürfnis, einen Keks zu knabbern oder einen Joghurt mit Sanddorn zu essen, spricht nichts dagegen. Tee mit Honig in kleinen Schlucken belebt und gibt die notwendige Energie. Schreitet die Geburt voran, zieht sich der Riesenmuskel Gebärmutter alle 1–2 Minuten zusammen – jetzt zu essen wäre, wie wenn ein Leistungssportler auf dem Höhepunkt seines Trainings ein Steak mit Bratkartoffeln verdrücken sollte. Ihr Körper wird so mit Muskelarbeit beschäftigt sein und schmerzlindernde Hormone produzieren, dass Sie sicher keinen Hunger haben. Auch nach der Geburt haben viele Frauen noch keinen richtigen Appetit. Doch beim Essen zur Geburt handelt es sich ja auch um ein Fest. Gerade wenn Sie zu Hause oder in einem Geburtshaus entbinden, können Ihr Partner / Ihre Freunde ein Essen vorbereiten – diese Praxis ist seit Jahrhunderten bewährt und dem freudigen Ereignis angemessen.

13. Man hört so viel von Schadstoffen im Meerwasser. Aber Fisch ist ja gesund. Was kann ich da machen?

Seefisch enthält besonders viel Jod, Vitamin D und Omega-3-Fettsäuren, die «Babys schlau machen» und Herz-Kreislauf-Erkrankungen vorbeugen. Außerdem enthält Fisch 15–20 % Eiweiß mit essenziellen Aminosäuren, die besonders für den schnell wachsenden Fetus benötigt werden. Leider gelangen mit Abwässern auch Schwermetalle wie Blei, Cadmium, Quecksilber und Rückstände von Pflanzenschutzmitteln ins Meer. Sie reichern sich in den Entgiftungsorganen des Fisches an, die man sowieso nicht mitisst; aber auch das Fettgewebe ist ein Schadstoffspeicher. Fettreiche Fische wie Hering und Makrele können entsprechend mehr Schadstoffe enthalten, werden aber schon in jungen Jahren stark befischt, sodass sie gar nicht das Alter erreichen, in dem die Schadstoffbelastung bei normalem Fischverzehr ins Gewicht fällt. Empfehlenswert sind also Schellfische, Jungfische wie Hering und fettarme Fische wie der Heilbutt. Im Gegensatz zu der Untersuchung von Greenpeace im Jahr 2000, die hohe Rückstandswerte in Flundern und Miesmuscheln aus Nord- und Ostsee zeigte, erhalten deutsche Verbraucher hauptsächlich Fisch aus küstenfernen Fanggebieten wie dem Nordmeer, Island und Grönland. Wer ganz sichergehen will, isst Süßwasserfische wie Lachs und Forellen aus Aquakulturen, die ebenfalls reich an Omega-3-Fettsäuren sind. Schwangere sollten zur Sicherheit auch Muscheln und Austern meiden, denn diese Schalentiere sind kleine «Kläranlagen», die Schadstoffe aus dem Wasser filtern und anreichern. Zwar sind Austern «Zinkbomben», doch auch Weizenkeime, Kürbiskerne und mageres Fleisch enthalten das nützliche Zink. Für die Fischzubereitung gilt «säubern, säuern, salzen und gleich zubereiten». Wer Därme und Bauchlappen des Fisches wegschneidet, entfernt auch mögliche Parasiten, die Fadenwürmer (Nematoden). Der Fisch sollte am selben Tag gegessen oder eingefroren werden.

VEGETARIER LEBEN GESÜNDER UND LÄNGER

Vegetarier leben länger. Das hat eine Langzeitstudie an fast 20 000 Menschen ergeben, die sich ovo-lakto-vegetarisch ernährten. Einige der Befragten aßen gelegentlich kleine Portionen Fisch oder Fleisch (moderate Vegetarier). 60 dagegen verzichteten auf jedes Nahrungsmittel tierischen Ursprungs (Veganer). Außer den Essgewohnheiten wurden Gewicht und Rauchgewohnheiten notiert. Antworten und Gesundheitszustand wurden mit denen von Gleichaltrigen verglichen, die sich nicht vegetarisch ernährten.

Bis zum Studienende 1999 starben nur etwas mehr als die Hälfte der Vegetarier, als – bezogen auf die normale Lebenserwartung der «Allesesser» – zu erwarten war. Die Ursache: Wer auf Fleisch verzichtete, litt seltener an Krebs, Herz-Kreislauf-Erkrankungen und Diabetes. Dabei wirkte sich die gesunde Ernährung aus: Während in der Normalbevölkerung 50 % Übergewicht hatten, waren es bei den Vegetariern nur 7 %. Von den Vegetariern rauchten nur 5 %; jedoch jeder dritte der Vergleichsgruppe.

In Bezug auf die Lebenslänge schnitten nicht die Veganer am besten ab, sondern die «gemäßigten» Vegetarier, die gelegentlich Fleisch und Fisch aßen. Als mögliche Erklärung für die geringere Lebenserwartung der Veganer wird ein Mangel an Vitamin B_{12} im Blut vermutet, von dem zwei Drittel der untersuchten Veganer betroffen waren. Das Vitamin ist zusammen mit Folsäure notwendig, um gefäßschädigende Substanzen in den Blutgefäßen abzubauen. Während Veganer durch Getreide, Gemüse, Hülsenfrüchte und Sojaprodukte reichlich Folsäure zu sich nehmen, haben sie durch den Verzicht auf Fleisch, Fisch, Eier und Milch häufig ein Defizit an Vitamin B_{12}. Wissenschaftler des DKFZ (Deutsches Krebsforschungszentrum) empfehlen daher, bei streng veganer Ernährung Vitamin B_{12} als Tabletten zu nehmen, besonders in der Schwangerschaft. Auch ein Eisenmangel wurde bei fast der Hälfte der Veganerinnen unter 50 Jahren festgestellt. Eisenmangel ist, so die Forscher, bei Veganerinnen 4-mal so häufig wie in der Normalbevölkerung. Eisen kann jedoch durch Vollkornprodukte, Hülsenfrüchte, Sesam, Nüsse, Erdbeeren und Brombeeren auch ohne Tabletten ergänzt werden.

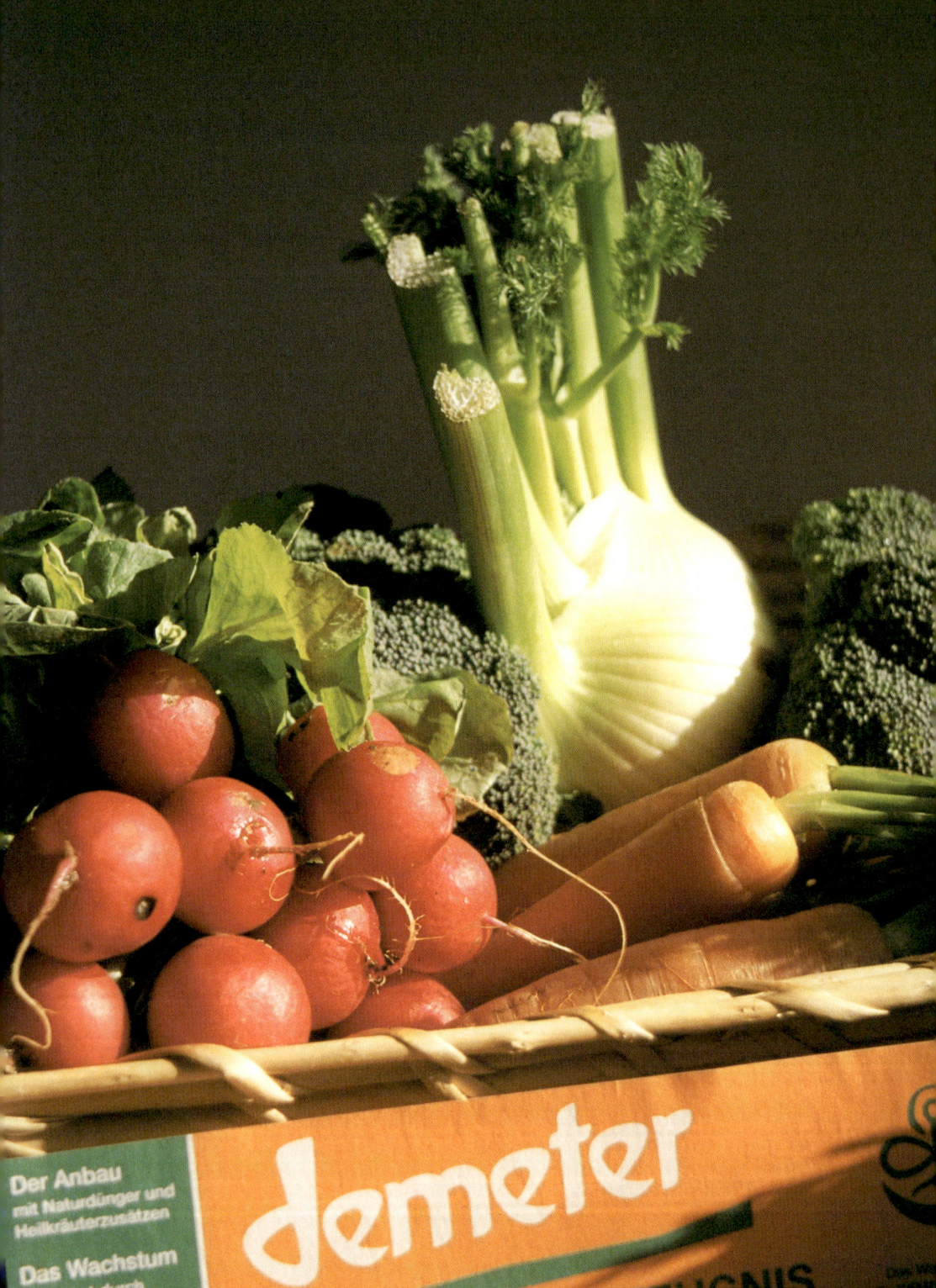

demeter

Der Anbau
mit Naturdünger und
Heilkräuterzusätzen

Das Wachstum
gefördert durch
Präparate aus
Kuhmist und Quarz

Die Produkte
schmackhaft
und bekömmlich

ERZEUGNIS

aus biologisch-dynamischem Anbau

KAPITEL 2 | *Bio für die Mutter – das Beste fürs Baby*

Fragen Nr. 14 – 22

14. Was muss ich bei der Auswahl der Lebensmittel berücksichtigen?

In allen Kulturkreisen sind besondere Anlässe mit einem besonderen Essen verknüpft: Denken Sie an die Geburtstagstorte oder das Hochzeitsmahl. Vielleicht haben Sie ja auch Ihren positiven Schwangerschaftstest bei einem Candlelight-Diner zu zweit gefeiert? Eine Schwangerschaft ist eben auch ein ganz besonderer Lebensabschnitt.

Sicher haben Sie sich bereits die Frage gestellt, was Sie selbst für die gesunde Entwicklung Ihres Kindes und Ihr eigenes Wohlbefinden tun können? Das Beste sollte jetzt gerade gut genug für Sie sein – mit dieser Einstellung werden Sie schnell ein neues Qualitätsbewusstsein entwickeln. Das ist auch nach der Schwangerschaft für Babys Ernährung sehr wichtig.

Ihre Lebensmittel sollten, wenn immer möglich, aus biologischem/ökologischem Anbau bzw. einer artgerechten Tierhaltung stammen, besser noch aus biologisch-dynamischer Landwirtschaft. Der ursprüngliche, produkttypische Geschmack ist deutlicher und intensiver als bei konventioneller Ware. Seriöse Naturkosthersteller verzichten bei der Verarbeitung von Öko-Produkten auf unnötige Konservierungs-, Farb- und andere Hilfsstoffe.

15. Wie erkenne ich ökologische Lebensmittel, und wo sind sie erhältlich?

Biologisch-dynamische Produkte der Marke *Demeter* (s. Service S. 103) sind in Naturkostläden oder direkt auf entsprechenden *Demeter*-Bauernhöfen erhältlich.

Andere ökologische Produkte werden z. B. von *Bioland* bzw. *Naturland* kontrolliert. Auch das staatliche Biozeichen gibt Ihnen Gewissheit. Die Qualitätskriterien für diese Produkte sind zwar nicht ganz so hoch wie für *Demeter*-Produkte, dafür sind sie aber inzwischen auch im herkömmlichen Handel fast überall erhältlich.

Begriffe wie «bio», «umweltschonend hergestellt», «aus integriertem Anbau», «naturnah», «organisch gedüngt», «ungespritzt» dienen als Kaufanreiz für gesundheitsbewusste Verbraucher. Sie sagen jedoch nichts über eine kontrollierte Ökozertifizierung aus. Echte Bioprodukte tragen auf jeden Fall die Angabe einer Öko-Kontrollstelle (DE-xyz-Öko-Kontrollstelle).

16. Warum ist eine biologisch-dynamische Qualität der Lebensmittel in der Schwangerschaft so wichtig?

In der von Rudolf Steiner begründeten biologisch-dynamischen Landwirtschaft wird konsequent auf Mineraldünger und Pestizide verzichtet, die Tierhaltung ist artgerecht, und eine Genmanipulation wird prinzipiell ausgeschlossen. Im Anbau werden natürliche Kreisläufe und ihre Wechselwirkungen beachtet. Zur Belebung des Kompostes, der als Dünger verwendet wird, und des Bodens, auf dem die Pflanzen wachsen, setzt man z. B. spezielle homöopathische Zubereitungen ein.

Im konventionellen Anbau wird z. B. Getreide, bis es zur Reife gelangt, häufig über zehnmal mit Chemikalien gespritzt. Das reicht vom Pestizid bis zum Halmverkürzungsmittel und dient dazu, den Ertrag zu steigern. Alle diese Substanzen bilden im verarbeiteten Getreide Rückstände, die z. B. mit dem täglichen Brot aufgenommen werden. Sie können ungehindert den Mutterkuchen passieren und den noch unreifen Organismus Ihres Kindes belasten.

Der biologisch-dynamische Anbau unterstützt die arttypische Pflanzenentwicklung. *Demeter*-Gemüse hat deshalb immer den produkttypischen Geschmack. Auch die Haltbarkeit ist nicht künstlich hochgezüchtet, sondern begrenzt, wie es naturgemäß üblich ist.

Nach anthroposophischer Betrachtungsweise regt ein Lebensmittel den menschlichen Organismus umso mehr zur Bildung von Verdauungskräften an, je besser seine Eigenart ausgeprägt ist. Die enthaltenen Vitalstoffe können so beschwerdelos und optimal genutzt werden.

17. Ich bin in der 8. Woche schwanger. Wie soll ich mich nun ernähren? Vegetarisch? Vollwertig? Hausmannskost?

Gute Grundlage ist eine abwechslungsreiche vollwertige Mischkost, d. h. überwiegend vegetarisch bzw. mit wenig tierischen Bestandteilen, eine so genannte ovo-lacto-vegetabile Kost (Gemüse, Obst, Getreide, Eier, Milch und Milchprodukte).

Wenn Sie sich seit Jahren vegetarisch ernähren, gibt es auch jetzt keinen plausiblen Grund, Fleisch zu essen. Durch sinnvolle Menükombinationen und eine schonende Zubereitung können Sie nun noch bewusster auf eine optimale Nährstoffzufuhr achten (S. 76 ff.).

18. Seit ich schwanger bin, mag ich nur noch Vollkornbrot. Was muss ich beim Kauf beachten?

Brot zu kaufen, ist heute eine wirkliche Vertrauenssache. Ich empfehle Ihnen, auf konventionelles Brot zu verzichten. Die meisten Naturkostläden führen mittlerweile ein großes Sortiment an leckeren Vollkornbroten und -gebäck. Vielleicht haben Sie sogar einen Biobäcker am Ort, der auf Fertig-Backmischungen und künstliche Zusatzstoffe verzichtet.

Für einen natürlichen Brotansatz wird entweder Sauerteig oder Backferment verwendet. Sauerteigbrote erkennen Sie an ihrem kräftigen und etwas säuerlichen Geschmack, Backfermentbrote sind etwas milder und für noch «ungeübte Vollkornbrotesser» in der Regel bekömmlicher.

19. Wir haben um die Ecke einen Bauernhof. Kann ich dort weiterhin meine Milch holen und direkt trinken?

Milch «frisch von der Kuh» heißt auch Rohmilch und darf nur mit dem Hinweis abgegeben werden: «Vor dem Verzehr abzukochen.» Vorzugsmilch aus dem Bioladen ist ebenfalls eine Rohmilch. Sie wird allerdings sehr streng kontrolliert und darf deshalb ohne den genannten Hinweis verkauft werden.

Vorzugsmilch, Rohmilch und Rohmilchprodukte wie diverse Käsesorten (S. 16) können Listerien enthalten. Diese Bakterien können im Extremfall das ungeborene Kind schädigen und zu einer Frühgeburt führen. Verzichten Sie deshalb in der Schwangerschaft besser auf Rohmilch, Vorzugsmilch und Rohmilchprodukte und greifen Sie stattdessen zu Biofrischmilch.

20. Ich kaufe das meiste Gemüse und Obst im Hofladen bei unserem Biobauern. Meine Freundin sagte mir, dass Biogemüse Infektionen übertragen kann. Stimmt das?

Ökologisch wirtschaftende Bauern düngen mit organischem Dünger wie z. B. Mist. Naturgemäß enthält Mist fäkale Bakterien. Darin sieht man landläufig ein Infektionsrisiko.

Allerdings wird kurz vor der Ernte nicht mehr mit Mist gedüngt. Das reife Obst und Gemüse kommt nicht mit dem Dünger in Berührung. *Demeter*-Bauern düngen nicht mit frischem Mist. Sie verwenden Kompost, der eine kontrollierte Rotte durchgemacht hat. Eventuelle Fäkalkeime werden dadurch vollständig abgebaut. Eine Infektion durch Biogemüse zu bekommen, ist demnach ziemlich unwahrscheinlich.

Waschen Sie alles Obst, Gemüse und Salat vor dem Verzehr prinzipiell gründlich ab.

21. Ich würde mich gerne nur vollwertig ernähren. Als ich neulich im Naturkostladen eingekauft habe, war ich ganz erschrocken darüber, was ich bezahlen musste. Wie kann man sich denn gesunde Ernährung überhaupt leisten?

Vollwertige, ökologisch unbedenkliche Lebensmittel haben tatsächlich ihren Preis. «Grundnahrungsmittel» wie Weizenvollkornmehl, Buchweizenmehl, Dinkel, Hirse, Naturreis und Vollkornspaghetti sind gerade in größeren Mengen nicht teuer, doch den Unterschied zwischen Discount-Ware und Bioware merkt man besonders bei Obst, Gemüse, Eiern, Fleisch und Wurstwaren, Brotaufstrichen und Gewürzen. Sie sollten aber zwei Dinge bedenken: Zum einen tun Sie Ihrem Kind (und sich selbst!) etwas besonders Gutes, wenn Sie sich so ernähren, wie ich es Ihnen in den Antworten zu den Fragen 1, 3, 5, 8 und 17 beschrieben habe. Auch schonen Sie die Umwelt für Ihr Kind, das ja etliche Jahrzehnte länger damit leben wird. Zum anderen werden Sie feststellen, dass vollwertige Speisen schneller sättigen, Sie also auch weniger einkaufen müssen. Höherer Preis für fair gehandelten Kaffee und Tee (ca. doppelt so viel) aus ökologischen Anbaugebieten kommt den Anbauern / Herstellerinnen zugute.

22.
In unserem Ort gibt es einen Naturkostladen und ein Reformhaus. Worin besteht der Unterschied im Angebot?

Reformhäuser verkaufen auch Lebensmittel, die nicht nach biologisch-dynamischer Anbauweise bzw. nach den Richtlinien des *Bioland*-Anbaus entstanden sind. Das Angebot umfasst vollwertige Lebensmittel, aber auch nicht aus ökologischer Agrarwirtschaft stammende Ware, kalorienreduzierte Lebensmittel, Naturarzneimittel, Vitaminsupplemente, Körperpflegemittel und Kosmetika. Oft wird auch Allergieberatung mit Spezialsortimenten für Allergiker angeboten.

Naturkostläden verkaufen Nahrungsmittel, die aus Bioanbau stammen, d. h. artgerechte Tierhaltung, Vermeidung von Kunstdünger, von chemischen Zusätzen im Futter, Antibiotika, wachstumsfördernden Stoffen, Tiermehlen und synthetischen Farbstoffen. Nur Produkte, deren Zutaten zu mindestens 95 % aus ökologischem Landbau stammen, dürfen gemäß der EU-Ökoverordnung das Siegel «Bio» oder «Öko» anbringen, wenn der von der Öko-Kontrollstelle genehmigte Zusatzstoff im Sichtbereich der Ware aufgeführt ist. Inzwischen gibt es bundesweit ein gemeinsames Biosiegel, aber auch über 100 weitere Ökomarken von anerkannten Anbauverbänden wie *Bioland, Demeter, Naturland*. Das müssen Sie wissen, denn etwa ein Viertel der Biowaren wird mittlerweile in «Ökoecken» der Supermärkte verkauft, nicht nur im Naturkostladen oder beim Biobauern.

«... ES SEI ETWAS GEHEIMNISVOLLES IN IHM VERBORGEN ...»

Über den Nutzen gesunder Vollwertkost wurde auch im Mittelalter nachgedacht. Die heilkundige Naturforscherin Hildegard von Bingen (1098 bis 1179) vertrat ein ganzheitliches Weltbild, nach dem Gesundheit gleichbedeutend war mit «im Einklang mit Gott und der Welt sein». Heilmittel aus der Natur, wie Mineralien, Pflanzen und Edelsteine, und eine vollwertige Ernährung empfahl sie als zwei der fünf Säulen für eine gesunde Lebensführung. Dem Dinkel räumte sie unter 213 Pflanzen eine herausragende Rolle ein. Wie wir heute wissen, enthält Dinkel nicht nur reichlich Vitamine der B-Gruppe, Mineralstoffe wie Magnesium und Spurenelemente wie Selen, die gerade für Schwangere sehr wichtig sind, sondern auch pflanzliche immunstärkende Heilstoffe.

Jahrhunderte später entstand eine Geistesrichtung, die ebenfalls eine spirituelle Sicht des Menschen, der Natur und des Kosmos vertritt, die Anthroposophie. «Anthroposophie ist ein Erkenntnisweg, der das Geistige im Menschenwesen zum Geistigen im Weltall führen möchte», so ihr Gründer, Rudolf Steiner (1861–1925). Sie war für ihn ein Weg der Bewusstseinserweiterung, der Meditation und Praxis, Spiritualität und Alltag verbinden sollte. Nach den Schrecken des Ersten Weltkriegs – die Menschen nahmen nach den Aufzeichnungen einer Ärztin in den Hungerjahren der Nachkriegszeit durchschnittlich um 35 Pfund ab – bestand bei vielen der Wunsch, das Leben von Grund auf anders zu gestalten. Auf der biologisch-dynamischen landwirtschaftlichen Tagung in Koberwitz bei Breslau im Juni 1924 nahm Steiner Stellung zu Grundlagen der Bodenpflege, der Pflanzen- und Tierzucht, zu Bedeutung der Fruchtfolge und zu natürlichen Methoden der Schädlingsbekämpfung. Ferner erläuterte er, wie Kräfte im bebauten Boden durch lebensfördernde Substanzen angereichert werden könnten (Günther Wachsmuth: Rudolf Steiners Erdenleben und Wirken, Dornach 1964). Seine Anschauungsweise hat bis heute Geltung für Landwirte, die Wert auf ökologischen Anbau und verbraucherfreundliche Bioprodukte legen. Die Ablehnung von Genmanipulationen, Antibiotika, Hormonen und Pestiziden hat einen besonders hohen Stellenwert im Bewusstsein werdender Eltern, die ihren Nachkommen nicht «die Sintflut» wünschen.

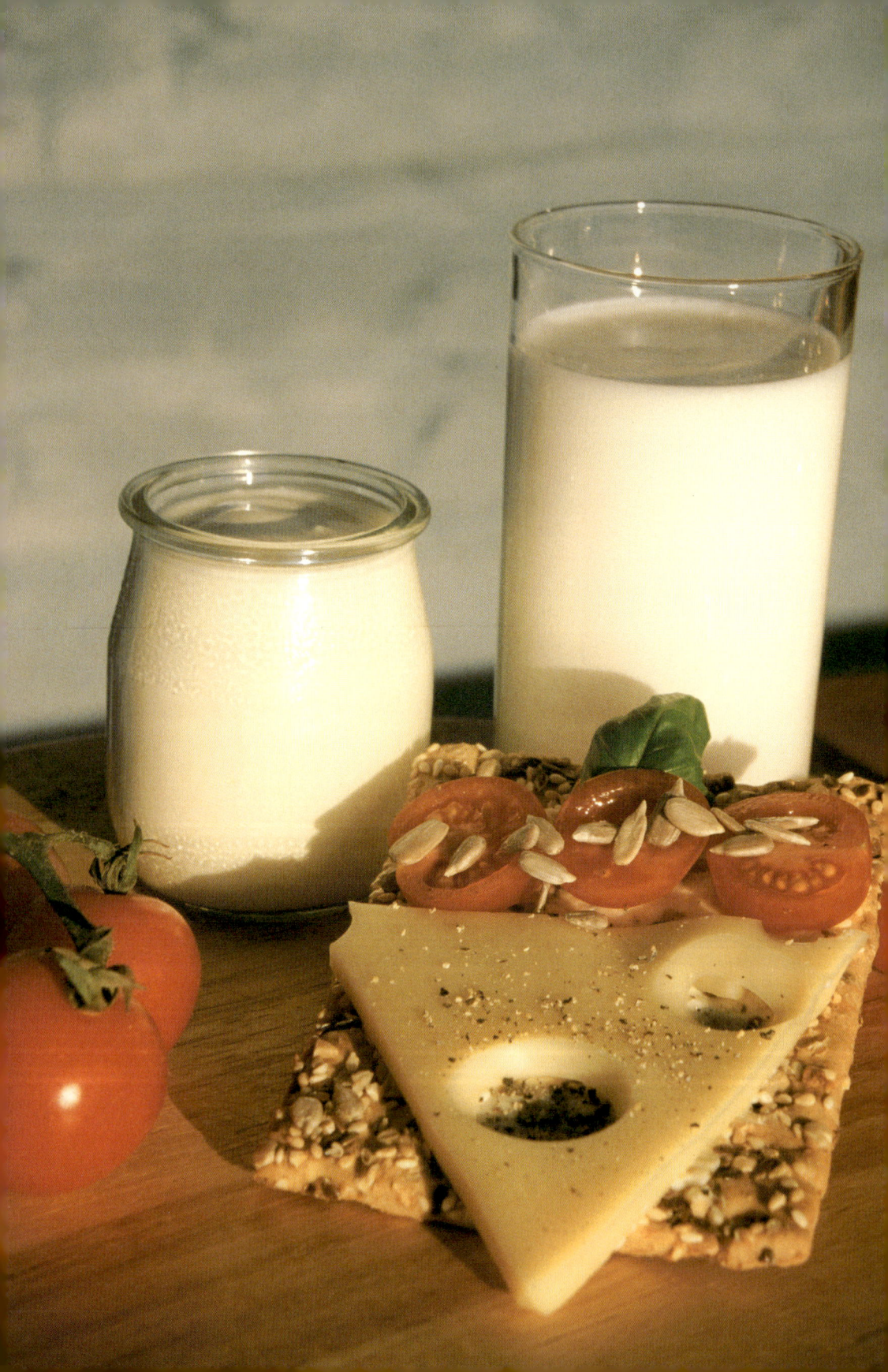

KAPITEL 3 | *Nährstoffe – Bausteine des Lebens*

Fragen Nr. 23 – 30

23. Wie sieht jetzt mein Nährstoffbedarf aus? Muss ich von allem mehr essen?

Die Devise für die Schwangerschaft heißt: nicht mehr, sondern gesünder essen. So ist es beispielsweise erwiesen, dass eine vitaminreiche Ernährung der werdenden Mutter positive Auswirkungen auf die Entwicklung des Kindes hat. Für den Aufbau seines Organismus benötigt das Kind vor allem Eiweiß, Vitamine und Mineralstoffe. Ein Mangel an diesen Nährstoffen geht immer erst auf Kosten der Mutter. Müdigkeit, Mattigkeit, Nervosität oder auch Haarausfall, Zahn- und Hautprobleme sind häufig eine Folge eines Nährstoffmangels. Mit einer ausgewogenen Ernährung lässt sich dem in den meisten Fällen begegnen.

24. In einer Broschüre zur Ernährung in der Schwangerschaft wird geraten, auf die Nährstoffdichte der Lebensmittel zu achten. Was kann ich mir darunter vorstellen?

Der Begriff «Nährstoffdichte» stammt aus der Ernährungswissenschaft und gibt einen Hinweis auf das Verhältnis von Kalorien zu Nährstoffen. Wenn Sie beispielsweise Grüngemüse essen, nehmen Sie wenig Kalorien, aber viele Nährstoffe (Magnesium, Folsäure, Vitamin C) auf. Die Nährstoffdichte ist also hoch. Da in der Schwangerschaft der Energiebedarf nicht so stark erhöht ist wie der Nährstoffbedarf, sollten Sie die so genannten «leeren Kalorienträger» besser meiden. Aber keine Angst: Ab und zu ein Eis oder ein Stück Kuchen haben noch niemandem geschadet.

25. Ich bin schwanger. Muss ich nun, damit sich mein Kind gut entwickeln kann, viel Eiweiß essen?

Ihr Bedarf an Eiweiß ist jetzt mit 90–100 Gramm pro Tag tatsächlich erhöht, weil Ihr Kind das Eiweiß zum Aufbau seiner Körpersubstanz benötigt.

Tierische Lebensmittel wie Fleisch und Wurst enthalten zwar einen hohen Eiweißanteil, aber gleichzeitig viel versteckte Fette. Bevorzugen Sie deshalb pflanzliche Lebensmittel wie Vollkornprodukte und Hülsenfrüchte, aber auch Milch und Milchprodukte. Zusammenstellungen wie Kartoffeln mit Ei, Buchweizen mit Steinchampignons oder Weizen mit Dickmilch liefern viel hochwertiges Eiweiß und haben zudem eine hohe biologische Wertigkeit. Diese gibt an, wie viel vom betreffenden Nahrungseiweiß in Körpereiweiß umgewandelt werden kann. Je höher der Anteil, umso wertvoller ist ein Eiweiß. Eine besonders hohe biologische Wertigkeit haben Milch, Milchprodukte, Fleisch, Fisch und Eier, aber auch Getreide und Kartoffeln.

26. Ich erwarte Zwillinge. Was muss ich bei der täglichen Ernährung beachten?

Bei Mehrlingsschwangerschaften benötigen Sie für jedes weitere Kind ca. 20–30 Gramm Eiweiß zusätzlich. Auch Ihr Energiebedarf liegt um ca. 400–600 kcal höher als normalerweise. Ansonsten gilt auch hier: Ernähren Sie sich vor allem ausgewogen.

27. Ich esse gern Brot und Getreide. Worauf muss ich achten?

Alle Getreidearten, wie z. B. Weizen, Roggen, Reis und Hirse, haben, ebenso wie Kartoffeln, einen hohen Anteil an Kohlenhydraten.

Kohlenhydrate sollten Hauptbestandteil Ihrer täglichen Ernährung sein (50–60 %, S. 64). Verwenden Sie möglichst viele Vollkornprodukte, wie z. B. Vollkornbrot und -brötchen, Vollkornnudeln, -grieß und -reis. Sie enthalten verdauungsfördernde Ballaststoffe und haben eine relativ hohe Nährstoffdichte.

28. Meine Frauenärztin riet mir, weniger Fett zu essen und auf hochwertige Fette zu achten. Was ist damit gemeint?

Stofflich gesehen enthält 1 Gramm Fett 9 Kalorien und ist damit unser kalorienreichster Ernährungsbaustein. Generell essen wir in Deutschland ohnehin zu fett: 40 % unseres täglichen Kalorienbedarfs decken wir mit Fett!

In der Schwangerschaft ist der Bedarf an Fett nicht erhöht, aber Ihre Blutfettwerte steigen an. Das ist völlig normal, sollte aber nicht noch durch eine fettreiche Ernährung verstärkt werden. Ein Fettanteil Ihrer Nahrung von 25–30 % (bis zu 80 Gramm täglich) reicht vollkommen aus. Achten Sie bei der Zusammenstellung auf eine Mischung aus tierischen und pflanzlichen Fetten. Native (kalt gepresste) Pflanzenöle wie Oliven-, Sonnenblumen- oder Distelöl, ungehärtete Margarine, Nüsse und Samen, Avocado und Oliven enthalten wertvolle ungesättigte Fettsäuren und die Vitamine A und E. Tierische Fette in Butter, Käse oder sogar Eigelb sind Lieferanten für Vitamin D und Lecithin.

Hüten Sie sich vor versteckten Fetten: Die meisten Wurst- und Käsesorten, Fertiggerichte, Gebäck oder Desserts enthalten jede Menge davon. Greifen Sie besser zu fettarmen Produkten und gönnen Sie sich stattdessen täglich einen Löffel hochwertiges Öl, z. B. im Salat, oder 20–30 Gramm Butter auf dem Brot.

Um fettlösliche Vitamine für unseren Organismus verfügbar zu machen, z. B. Vitamin A im Möhrensalat, ist ein Zusatz von etwas Öl oder Sahne unverzichtbar.

29. Soll ich auf «Light-Produkte» umsteigen?

Die Bezeichnungen «light» oder «leicht» können sehr unterschiedliche Bedeutung haben, z. B. leicht bekömmlich, fettarm oder fettreduziert, alkoholarm bis alkoholfrei, koffeinarm oder entkoffeiniert oder sogar einfach mit wenig Kohlensäure.

Es gibt verschiedene Möglichkeiten, aus einem Produkt ein Light-Produkt zu machen. Fettreichen Lebensmitteln z. B. wird einfach mehr Wasser zugesetzt. Sie haben damit einen insgesamt geringeren Energiegehalt pro 100 Gramm. Es gibt aber auch Produkte, die mit Luft oder Stickstoff aufgeschäumt werden, um mehr Volumen zu erhalten. Hierbei verändert sich der Energiegehalt pro 100 Gramm nicht. Auch Lebensmittel, deren Alkohol- oder Koffeingehalt gesenkt wird, dürfen als «light» bezeichnet werden.

Die Bezeichnung «light» weist also auf die Reduzierung eines Stoffes hin, nicht auf die Reduzierung des Energiegehaltes eines Produktes.

Wird jedoch mit dem Begriff «light» auf eine Kalorienreduktion hingewiesen, muss der Energiegehalt des Produktes im Vergleich mit den üblicherweise angebotenen Lebensmitteln um mindestens 40 % vermindert sein.

Aber auch wenn der Energiegehalt um die vorgeschriebenen 40 % gesenkt ist, achten Sie auf die Fettmenge. Kartoffelchips beispielsweise sind auch mit 40 % weniger Fett trotzdem noch sehr fettreich. «Light» bedeutet hier also nicht leicht, sondern nur leichter.

Bei Milchprodukten versteht man unter «light» einfach fettarm, z. B. fettarme Joghurt- oder Quarkzubereitungen oder fettarme Käsesorten.

Quarkzubereitungen werden oft mit Sauerstoff oder Stickstoff aufgeschäumt und haben dadurch ein größeres Volumen. Die Menge und der Energiegehalt bleiben jedoch gleich.

Bei fettreduzierter Butter oder Margarine ersetzt man das eingesparte Fett durch Wasser, bei Quarkzubereitungen durch Luft. Wasser und Luft machen aber nicht satt und müssen zudem noch teuer bezahlt werden. Light-Produkte sind keine besonderen diätetischen Lebensmittel, auch wenn die Industrie das gern so darstellt. Sie leisten aufgrund ihres hohen Gehaltes an Süßstoffen, Wasser, Emulgatoren oder Luft keinen sinnvollen Beitrag zu einer gesunden und ausgewogenen Ernährung und eignen sich weder zur Nährstoff- noch zur Vitamin- und Mineralstoffdeckung.

Ein Problem bei Light-Produkten besteht darin, dass sie zu bedenkenlosem Verzehr verführen können. Oft wird nicht beachtet, dass auch Light-Süßspeisen, Light-Bier, Light-Cola und Light-Käse Kalorien enthalten. Es folgt häufig eine zweite Portion, die den Traum vom Kaloriensparen zunichte macht.

Verzichten Sie in der Schwangerschaft am besten völlig darauf.

30. Ich habe gehört, dass ich unbedingt Omega-3-Fettsäuren zu mir nehmen soll. Warum? Und: Worin sind sie enthalten?

Omega-3-Fettsäuren, auch Alpha-Linolensäure genannt, zählen zu den mehrfach ungesättigten Fettsäuren. Sie verbessern indirekt die Fließgeschwindigkeit des Blutes und haben eine positive Wirkung auf die Blutgerinnung. Das stärkt und pflegt das Gefäßsystem und gibt den roten Blutkörperchen, die den Sauerstoff transportieren, «freie Fahrt». Das gesamte Blutfettsystem wird positiv beeinflusst.

Durch die Einnahme dieser Fettsäuren lassen sich z. B. Herz- und Kreislauferkrankungen vorbeugen, der Blutdruck oder zu hohe Cholesterinwerte senken. In der Schwangerschaft ist der tägliche Bedarf an Omega-3-Fettsäuren durch das rasche Zellwachstum um ca. 1 Gramm erhöht. Da der menschliche Organismus diese Fettsäuren nicht selbst herstellen kann, müssen sie über die Nahrung aufgenommen werden. Empfehlenswert sind hochwertige native Pflanzenöle wie Hanf- und Leinöl, aber vor allem auch fettreiche Seefische wie Hering, Makrele, Wildlachs, Thunfisch oder Krustentiere.

Eine dänische Studie zeigte, dass durch die Aufnahme das Risiko einer wiederholten Frühgeburt gemindert werden kann. Auch auf die Entstehung einer Gestose (S. 90 ff.) wirkt sich eine Omega-3-fettsäurenreiche Ernährung schützend aus.

Vielleicht mögen Sie aber keinen Fisch oder bekommen an Ihrem Wohnort keinen Frischfisch? Omega-3-Fettsäuren gibt es mittlerweile als Nahrungsergänzungsmittel in Kapseln. Eine unangenehme Nebenwirkung dieser hoch konzentrierten Fischöl-Kapseln ist ein «fischiges» Aufstoßen. Sicherlich nicht jederfraus Sache. Sprechen Sie mit Ihrer Hebamme oder Frauenärztin, ob eine Einnahme in Ihrem Fall sinnvoll ist. Mit einer hochwertigen Vollwertkost können Sie auf eine Extraportion dieser Fettsäuren verzichten.

FISCH – MEHR ALS EIN FRUCHTBARKEITSSYMBOL

In alten Mythen gilt der Fisch als Männlichkeitssymbol: Seiner Geliebten einen Fisch zu angeln, war gleichbedeutend mit dem Apfel, den Eva Adam reichte. Lange wurde dem Fisch eine empfängnisfördernde Wirkung zugeschrieben, bevor man seinen Nutzen für die Herzgefäße erkannte. Nachgewiesen ist seit längerem, dass Omega-3-Fettsäuren in Fischöl Männer nach einem Herzinfarkt vor dem nächsten schützen. Eine Analyse an fast 85 000 Frauen zwischen 34 und 59 Jahren bewies endlich dasselbe für Frauen: Zwischen 1976 und 1996 wurde diese große Anzahl an Studienteilnehmerinnen zu ihren Essgewohnheiten befragt. Der verwendete Fragebogen bezog sich auf 61 Nahrungsmittel, auch auf Fischgerichte als Frischfisch, Muscheln, Krabben, Fischsalate und Fischkonserven. Je nach Lebensmittel oder Fischsorte wurde die Menge an Omega-Fettsäuren abgeschätzt. Danach wurden die teilnehmenden Frauen in 5 Kategorien eingeteilt, die von «weniger als einmal im Monat Fischkonsum» bis «mindestens 5-mal pro Woche ein Fischgericht» reichte. Was die Forscher interessierte, war, wie häufig Herzinfarkte und Schlaganfälle in den einzelnen Gruppen vorkamen.

Es zeigte sich, dass beide Erkrankungen umso seltener vorkamen, je häufiger die Frauen Fischgerichte aßen, d. h., je mehr Omega-3-Fettsäuren sie aufnahmen. Diese schützten besonders vor tödlichen Herzerkrankungen. Selbst Frauen, die «öfter» Fisch aßen, hatten ein viel geringeres Risiko für Gefäßerkrankungen als solche, die «selten» Fisch und Meeresfrüchte aßen. Omega-3-Fettsäuren wirken entzündungshemmend, gefäßerweiternd – besonders wichtig in der Schwangerschaft –, blutdrucksenkend, cholesterinsenkend und gegen Thrombose, eine Art «natürliches Aspirin». In den letzten Monaten der Schwangerschaft unterstützen die mehrfach ungesättigten Fettsäuren die Entwicklung des Gehirns, des Nervensystems und der Sehfunktion des Fetus, sie machen also Babys schlauer. Außerdem enthält Fisch das für die Schilddrüsenentwicklung notwendige Jod. Mehrere Gründe, auch in der Schwangerschaft mindestens zweimal pro Woche Fisch zu essen, was auch die Deutsche Gesellschaft für Ernährung empfiehlt.

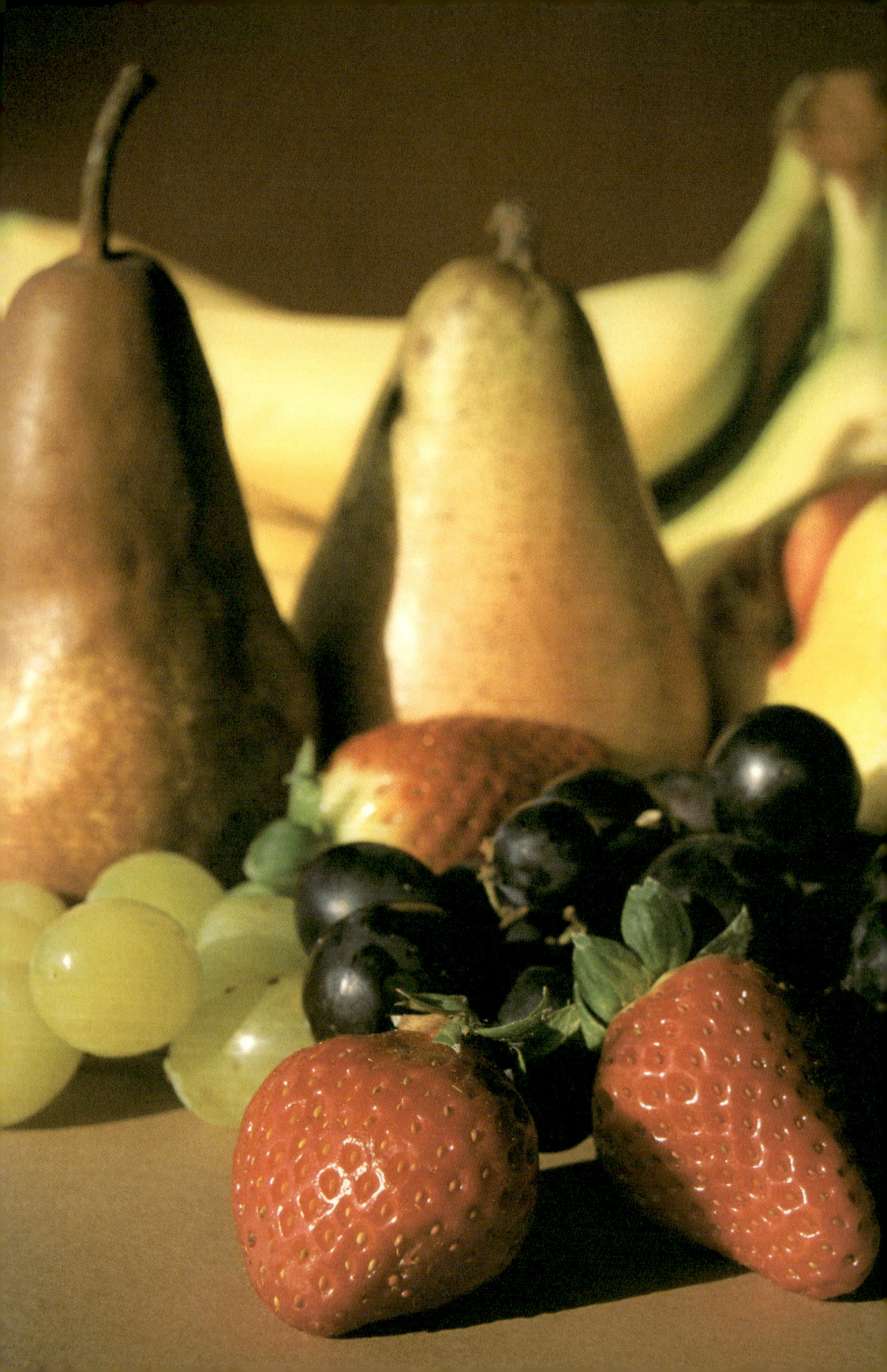

KAPITEL 4 | *Vitamine, Mineralstoffe und Co.*

Fragen Nr. 31 – 45

31. Ich bin in der 7. Schwangerschaftswoche. Soll ich zur Sicherheit gleich Vitamin- oder Mineralstofftabletten einnehmen?

Von einer selbst verordneten Nährstoffergänzung möchte ich Ihnen dringend abraten. Die Auswirkungen einer Überdosierung sind bisher nur unzureichend erforscht. Man weiß bereits, dass das fettlösliche Vitamin A bei Überdosierung zu schwerwiegenden Schädigungen des Kindes führen kann. Setzen Sie lieber, auch nach der Schwangerschaft, auf eine abwechslungsreiche, gesunde Kost. Essen Sie viel frisches Obst, schonend zubereitetes Gemüse und Vollkorngetreide, dann können Sie getrost auf synthetische Mittel verzichten. Eine Einnahme von Vitamin- und Mineralstoffen in der Schwangerschaft sollten Sie mit Ihrer Hebamme oder Ärztin besprechen. Sie ist nur bei einer medizinischen Indikation sinnvoll, z. B. Folsäure nach einer Fehlgeburt.

32. Ich habe gehört, Spinat enthält viel Eisen. Soll ich nun häufiger Spinat essen?

Spinat hat im Vergleich zu anderen Gemüsearten einen relativ hohen Eisengehalt und auch viel Folsäure (S. 41 f.), wenngleich der sprichwörtlich hohe Eisenanteil eigentlich auf einen Rechenfehler zurückzuführen ist. Beim Ergebnis der Berechnung war zunächst einfach eine Kommastelle verrutscht, das Ergebnis wurde viel zitiert, und der Fehler blieb lange unentdeckt. Achten Sie beim Kauf unbedingt auf eine ökologische Qualität. Spinat enthält nämlich, vor allem wenn er im Treibhaus gezogen und mineralisch gedüngt wurde, große Mengen an Nitrat, aus dem sich die Krebs erregenden Nitrosamine bilden können.

Außerdem hat Spinat sehr viel Oxalsäure. Das merken Sie daran, dass sich Ihre Zähne nach dem Essen stumpf anfühlen, wenn Sie mit der Zungenspitze darüber tasten. Oxalsäurehaltige Nahrungsmittel wie Rhabarber, Spinat oder Mangold behindern die Kalziumaufnahme. Dieser wichtige Mineralstoff, den Sie gerade in der Schwangerschaft vermehrt benötigen, kann im Darm aus den genannten Nahrungsmitteln nicht aufgenommen werden. Da Oxalsäure wasserlöslich ist, empfiehlt es sich, das Kochwasser der betreffenden Lebensmittel nicht weiterzuverwenden.

Sie sollten also keinesfalls zu häufig Spinat essen. Auch viele andere Lebensmittel enthalten Eisen.

33. Eisen ist doch gerade für Frauen ein wichtiger Nährstoff. Welche Lebensmittel enthalten viel Eisen?

Eisen ist wichtig für die Bildung der roten Blutkörperchen von Mutter und Kind, die den lebenswichtigen Sauerstoff transportieren. In der Schwangerschaft benötigen Sie mit 3,5 Milligramm / Tag etwa doppelt so viel Eisen wie sonst.

Üblicherweise werden mit der täglichen Nahrung ca. 10 % elementares Eisen aufgenommen. Schwangere nehmen jedoch mehr auf. Hier zeigt sich die Weisheit der Natur: Der Organismus passt sich sehr gut an die physiologischen Veränderungen an. Im letzten Schwangerschaftsdrittel ist die Eisenaufnahme sogar um ein Mehrfaches erhöht.

Der positive Effekt einer vorbeugenden medikamentösen Eisengabe ab Beginn der Schwangerschaft ist allerdings fraglich. In Studien konnte kein signifikanter Einfluss festgestellt werden. Herkömmliche Eisenpräparate sind oft schlecht magenverträglich, wirken leicht stopfend und behindern die Aufnahme von Vitamin E im Darm. Deshalb sollten Sie die Einnahme von Eisentabletten gut abwägen. Ihre Frauenärztin wird regelmäßig den Hämoglobingehalt im Blut (Hb) kontrollieren und mit zusätzlichen Untersuchungen feststellen, ob ein Eisenpräparat wirklich medizinisch notwendig ist.

Zur Anregung der Blutbildung ist Rote-Bete-Saft besonders geeignet. Sehr bekömmlich und zudem noch günstig für die Darmflora ist der milchsauer vergorene *Demeter*-Rote-Bete-Saft von *Beutelsbacher* oder *Voelkel*.

Stark eisenhaltige Lebensmittel sind z. B. mageres Fleisch, Vollkorn, Sonnenblumenkerne, Sesamsamen, Hülsenfrüchte, Rosenkohl, Grünkohl, Schwarzwurzeln, Erdbeeren und (getrocknete) Aprikosen (S. 52, 94).

Eisen aus der Nahrung wird besser aufgenommen, wenn Sie gleichzeitig Vitamin-C-haltiges Obst wie Kiwi, Johannisbeeren oder Grapefruit essen oder ein Glas frisch gepressten Orangensaft trinken. Beschränken Sie Ihren Kaffee- oder Schwarzen-Tee-Genuss, er hemmt die Eisenaufnahme.

34. Ich bin in der 22. Schwangerschaftswoche und treibe noch viel Sport. Neuerdings bekomme ich öfter Wadenkrämpfe. Woran kann das liegen?

Sehr wahrscheinlich haben Sie einen Magnesiummangel. Magnesium ist ein wichtiger Mineralstoff, der maßgeblich an der Erregungsleitung vom Nerv zum Muskel beteiligt ist. Ist zu wenig Magnesium vorhanden, kommt es zum Muskelkrampf.

Durch die intensive Nutzung in der konventionellen Landwirtschaft sind viele Böden heute ausgelaugt und arm an Magnesium. Eine abwechslungsreiche Kost mit Produkten aus ökologischem Anbau, vor allem grüne Blattgemüse, Salate und Vollkornprodukte, deckt aber in der Regel den Magnesiumbedarf. Auch Bananen und Kartoffeln enthalten viel Magnesium.

Wenn Ihre Krämpfe nicht zurückgehen oder schlimmer werden, sprechen Sie mit Ihrer Hebamme oder Ihrer Ärztin. Bei einem andauernden Magnesiummangel kann es auch zu einer vorzeitigen Wehentätigkeit kommen.

35. Wie viel Joghurt soll ich pro Tag essen, damit ich während der Schwangerschaft ausreichend mit Kalzium versorgt werde?

Ihr täglicher Kalziumbedarf beträgt jetzt ca. 1,2 Gramm. Das ist genau die Menge, die in einem Liter Milch enthalten ist. Allein für die Bildung seiner Knochen benötigt Ihr Kind im Verlauf der Schwangerschaft etwa 30 Gramm Kalzium.

Besteht eine Unterversorgung, werden die mütterlichen Reserven «angezapft», d. h., Ihre Knochen werden zugunsten des kindlichen Skelettaufbaus entmineralisiert. Das werden Sie zunächst nicht merken, aber es kann später Ihr Osteoporoserisiko erhöhen.

Wollten Sie allerdings Ihren Kalziumbedarf allein über Joghurt decken, müssten Sie täglich fast ein Kilo davon essen. Wenn Sie keine Milch mögen, greifen Sie zu Hartkäse oder Sauermilchprodukten wie Dickmilch, Kefir, Butter- oder Schwedenmilch und Quark. Aber auch Nüsse und Hülsenfrüchte enthalten einen hohen Anteil dieses wichtigen Mineralstoffs. Die Deutsche Gesellschaft für Ernährung empfiehlt als Tagesration ein Glas Milch, eine

Scheibe Käse und einen Becher Joghurt.

Um die Aufnahme des Kalziums aus der Nahrung zu unterstützen, können Sie während der gesamten Schwangerschaft und Stillzeit WE-LEDA Aufbaukalk 1 und 2 einnehmen.

oder Kaiser Friedrich Heilquelle (0,15 mg / l). Verwenden Sie beim Kochen ausschließlich Meersalz oder jodiertes Speisesalz. Wenn Ihnen das nicht möglich ist, besprechen Sie mit Ihrer Ärztin eine regelmäßige Einnahme von Jod-Tabletten.

36. Ich lebe an der Nordseeküste und esse ca. zweimal pro Woche frischen Fisch. Soll ich trotzdem noch Jodtabletten einnehmen?

Jod ist in der Schwangerschaft wichtig für eine gut funktionierende Schilddrüse des Kindes. Eine Unterversorgung kann zu körperlichen und geistigen Entwicklungsstörungen führen. Auch auf die mütterlichen Hormone wirkt sich ein Jodmangel aus. Sie sollten deshalb Ihre Jodversorgung überwachen. Da Deutschland zu großen Teilen ein Jod-Mangelgebiet ist, leiden die meisten Menschen ohnehin schon an einer Unterversorgung. Um den erhöhten Bedarf über die Ernährung zu decken, essen Sie in der Schwangerschaft zweimal wöchentlich Seefisch wie Kabeljau, Seelachs oder Rotbarsch, trinken Sie täglich ein Glas Milch oder eine Flasche jodhaltiges Mineralwasser, z. B. Bad Mergentheimer (0,25 mg / l)

37. Ich lese immer wieder, dass Folsäure der wichtigste Stoff für Schwangere sei. Wie kann ich genügend Folsäure zu mir nehmen?

Der Name Folsäure leitet sich vom lateinischen «folium» – das Blatt – ab, weil sie vor allem in grünen Blättern, Gemüse und Salat vorkommt. Folsäure zählt zur Familie der B-Vitamine (Vitamin B_9) und hat im menschlichen Organismus von der Zell- und Blutbildung bis hin zur Eiweißverwertung vielfältige Aufgaben. Besonders in der Schwangerschaft wird sie für die Entwicklung und das Wachstum des Embryos dringend benötigt. In Deutschland kommt ca. eines von 1000 Babys mit einer Fehlbildung der Wirbelsäule zur Welt, die «Spina bifida» oder auch «offener Rücken» heißt. Dabei handelt es sich um eine Spaltbildung im Bereich des Rückenmarks. Eine ausreichende Versorgung mit Folsäure bereits vor der Empfängnis senkt das Risiko dieser Entwicklungsstörung deutlich (in Studien nachgewiesen). Vitamin B_{12} optimiert die Wirkung der Folsäure. Deshalb empfehlen Frauenärzte, möglichst drei Monate vor sowie drei Monate nach der Empfängnis Folsäurepräparate einzunehmen.

Nach den Richtlinien der Deutschen Gesellschaft für Ernährung liegt der normale Tagesbedarf von Folsäure bei etwa 150 Mikrogramm. Bei Schwangeren verdoppelt er sich auf etwa 300 Mikrogramm. Besonders reich an Folsäure sind Milch, Spinat, Brokkoli, Rosen- und Blumenkohl, Eigelb, Endivien, Spargel, Kartoffeln, Weizenkeime und Vollkorngetreide. Unter den Obstsorten sind Apfelsinen, Bananen und Mangos die Favoriten.

Folsäure ist gegenüber Sauerstoff und Hitze sehr empfindlich und geht aufgrund der guten Wasserlöslichkeit schnell ins Kochwasser über. Garen Sie Gemüse deshalb nur kurz und mit wenig Flüssigkeit bzw. verwenden Sie das Kochwasser weiter, z. B. für eine Soße. Nehmen Sie Gemüse und Blattsalate nach dem Waschen sofort aus dem Wasser und wärmen Sie Speisen nicht mehrmals auf.

38. Ich bin Veganerin und in der 4. Woche schwanger. Jetzt habe ich gehört, dass meine Ernährungsweise für das Baby problematisch sein könnte?

Wenn Sie auf tierisches Eiweiß verzichten, müssen Sie große Mengen an Hülsenfrüchten, Nüssen, Soja und Tofuprodukten essen, um alle wichtigen Stoffe für das Kind über die Nahrung zu sich zu nehmen. Das bereitet vielen Frauen gerade in der Frühschwangerschaft Probleme. Den wunden Punkt in der veganischen Ernährung während der Schwangerschaft stellt Vitamin B_{12} dar, das in Fleisch, Eiern und Kabeljau enthalten ist. Über Bierhefeextrakt und angereicherte Frühstücksflocken gelingt es selten, den gesteigerten Bedarf an Vitamin B_{12} in der Schwangerschaft zu decken. Vitamin B_{12} wird bei der Entstehung des Nervensystems benötigt, fördert das Wachstum und ist für die Bildung roter Blutkörperchen wichtig. Als strenge Veganerin sollten Sie nicht warten, bis Sie die typischen Mangelsymptome Müdigkeit, Konzentrationsschwäche, Muskelschmerzen und juckende Haut bemerken. Sprechen Sie mit Ihrer Ärztin oder Hebamme über die

Einnahme eines Vitaminpräparates. Leiden Sie bereits an den beschriebenen Mangelsymptomen, helfen vorübergehende Vitamin-B$_{12}$-Spritzen.

Weizenkeime, Kleie, Sesam und Nüsse, Sonnenblumenkerne, Sojadrinks, Tofu und Bierhefe sind wichtige Lieferanten für pflanzliches Eiweiß, B-Vitamine, Kupfer und Eisen, die ansonsten nur in Milch, Eiern und Fleisch enthalten sind. Nehmen Sie die Vorsorgetermine bei Ihrer Hebamme sorgfältig wahr und informieren Sie sie sofort über Beschwerden.

Blutkörperchen mit. Ascorbinsäure unterstützt das Immunsystem und beschleunigt die Wundheilung.

In der Schwangerschaft haben Sie, ebenso wie bei schwerer körperlicher Betätigung, bei Krankheiten und in der Genesungsphase, einen erhöhten Vitamin-C-Bedarf. Decken Sie diesen am besten durch Lebensmittel mit einem natürlich hohen Vitamin-C-Gehalt wie Zitrusfrüchte, schwarze Johannisbeeren, Kiwi, Erdbeeren, Paprika und Weißkohl. Schmackhaft und gesund ist auch Sanddornsaft von *Beutelsbacher* oder *Voelkel* oder als Elixier bzw. ungesüßter Ursaft von WELEDA.

39. Zum Schutz vor Grippe nehme ich normalerweise während der Winterzeit täglich eine Vitamin-C-Brausetablette ein. Kann ich das in der Schwangerschaft unbedenklich weitermachen?

Als so genanntes Antioxidans schützt Vitamin C (Ascorbinsäure) die Zellen vor schädlichen Stoffwechselprodukten oder Umwelteinflüssen. Es ist an zahlreichen Stoffwechselvorgängen beteiligt und verbessert beispielsweise die Eisenaufnahme aus dem Darm, stärkt die Gefäßwände und wirkt bei der Bildung der roten

40. Ich ernähre mich aus Überzeugung ovo-lacto-vegetabil und esse ab und zu eine Portion Fisch. Nun habe ich gelesen, es sei wichtig, Vitamin B$_{12}$ einzunehmen. Stimmt das?

Vitamin B$_{12}$ ist hauptsächlich in tierischen Nahrungsmitteln enthalten. Der Bedarf erhöht sich in der Schwangerschaft nur geringfügig. Ein echter Mangel wird auch bei Vegetarierinnen so gut wie nie beobachtet. Milch oder milchsauer vergorenes Gemüse wie Sauerkraut sind reich an Vitamin B$_{12}$. Wenn Sie sich abwechslungsreich, auch mit Milch und Eiern, ernähren, benötigen Sie keine zusätzlichen Vitamin-B$_{12}$-Präparate.

41. Es wird immer empfohlen, möglichst viel Rohkost zu essen. Das schmeckt mir aber nicht, und ich vertrage es auch nicht so gut. Was kann ich tun?

Unterschiedliche Menschen reagieren verschieden auf bestimmte Speisen und Zubereitungsformen. In der chinesischen Medizin wie auch in der Homöopathie wird beim ersten Arztbesuch intensiv danach gefragt, was dem Menschen schmeckt und was er eher ablehnt. Danach gibt es eine Klassifizierung verschiedener Typen, denen unterschiedliche Heilmittel, Getränke und Lebensmittel zugeordnet werden. Im indischen Ayurveda unterscheidet man drei verschiedene Konstitutionstypen und empfiehlt ihnen bestimmte Nahrungsmittel und Getränke. Vielleicht sind Sie einfach kein Rohkost-Typ – oder Sie vertragen sie nicht mittags, spätabends oder in der Schwangerschaft. Oft wird «Rohkost» mit «Ballaststoffen» und «Vitaminen» gleichgesetzt – das

nehmen Sie reichlich auf, wenn Sie sich mit viel Getreideprodukten, gedünstetem Gemüse, Kartoffeln, Naturreis und täglich mit frischem Obst aus Bioanbau ernähren. Dünsten Sie Gemüse nur kurz mit geschlossenem Topfdeckel und verwenden Sie das Kochwasser mit für Soßen. So bleiben die meisten Vitamine erhalten.

42. Soll ich jetzt einmal in der Woche Leber essen, um meinen Vitamin-A-Bedarf zu decken?

Vitamin A benötigt der Mensch für Augen, Knochen, Zähne, Haut und Haare, Nägel, das Blut und das Immunsystem. In der Schwangerschaft spielt es außerdem eine wichtige Rolle bei der Bildung der kindlichen Zellen. Werden normalerweise 0,8 mg Vitamin A benötigt, sind es jetzt ca. 1,1 mg.

Hauptlieferanten für Vitamin A sind Leber, Milch und Eigelb. Trotzdem sollten Sie in der Schwangerschaft lieber auf Leber verzichten, auch wenn sie aus ökologischer Tierhaltung stammt. Sie kann nämlich durch ihre Entgiftungsfunktion viele Rückstände enthalten. Besonders in der Leber erwachsener Tiere finden sich häufig Schadstoffe, die Sie durch den Verzehr aufnehmen und über das Blut an Ihr Kind weitergeben würden.

Machen Sie sich keine Sorgen: Bei den meisten Menschen ist die Vitamin-A-Bilanz ausgeglichen. Deshalb wird während der Schwangerschaft auch kaum ein Mangel zu befürchten sein.

Problematisch wird es aber, wenn eine schwangere Frau zu viel Vitamin A zu sich nimmt. Das kann beim Kind zu Wachstumsstörungen, Hautveränderungen, Leberschäden und Beeinträchtigungen der Augen führen. Deshalb sollten Schwangere auf keinen Fall Nahrungsergänzungsmittel einnehmen, in denen Vitamin A enthalten ist. Bei diesen Präparaten können auch noch Monate später Schädigungen auftreten, obwohl die Frau schon lange kein Vitamin-A-Präparat mehr zu sich nimmt.

Mit Möhren und anderem farbigen Gemüse nehmen Sie Carotin, das so genannte Provitamin A, auf. Es ist eine Vorstufe von Vitamin A und wird im Körper entsprechend weiterverarbeitet. Um das fettlösliche Carotin für den Organismus verfügbar zu machen, bedarf es einiger Tropfen Öl oder ein wenig Butter oder Sahne. Auch Multivitaminsäfte wie der ACE-Saft von *Beutelsbacher* oder *Voelkel* schmecken frisch und sind gesund. Vergessen Sie nicht, auch hier ein «Goldtröpfchen» Pflanzenöl zuzusetzen.

43. Ich decke oft meinen Vitamin- und Mineralstoffbedarf mit entsprechenden Präparaten. In letzter Zeit nehme ich Vitamin E. Kann ich das in der Schwangerschaft weiter einnehmen?

Vitamin E ist ein fettlösliches Vitamin, das für den Aufbau der Muskulatur, des Bindegewebes und der Blutgefäße benötigt wird. Auch für das Immunsystem hat es eine große Bedeutung.

Der Bedarf an Vitamin E ist in der Schwangerschaft nur leicht erhöht. Nüsse, Butter, Vollkorngetreide, Pflanzenöle wie Rapsöl, Olivenöl, Maiskeimöl tragen bedeutend zur Versorgung des Körpers mit Vitamin E und essenziellen Fettsäuren bei. Die ungesättigten Fettsäuren sind allerdings nicht sehr stabil und zerfallen bei falscher Lagerung leicht. Das Öl wird dann ranzig. Das Vitamin E schützt die Fettsäuren vor dem Zerfall, indem es antioxidativ wirkt. Dabei wird es verbraucht und steht dem Organismus nicht mehr zur Verfügung. Die richtige Lagerung, bei der möglichst wenig Fettsäuren angegriffen werden, ist deshalb auch entscheidend für den Vitamingehalt.

Am besten ist es, native Pflanzenöle im Kühlschrank aufzubewahren.

Zusatzpräparate sollten Sie nur in Absprache mit Ihrer Ärztin einnehmen.

einer normal verlaufenden Schwangerschaft bei ausgewogener Ernährung unnötig.

44. Was ist von Nahrungsergänzungsmitteln in der Schwangerschaft zu halten?

Laut Definition des Bundesinstituts für gesundheitlichen Verbraucherschutz und Veterinärmedizin sind Nahrungsergänzungsmittel Lebensmittel, die einen oder mehrere Nährstoffe wie Selen, Zink, Phosphor, Natrium, Kalium usw., aber auch Vitamine und Spurenelemente in konzentrierter Form enthalten. Nahrungsergänzungsmittel werden in einer lebensmitteluntypischen Form als Tabletten, Kapseln etc. auf dem Markt angeboten.

Wir können beinahe das ganze Jahr über frisches Obst und Gemüse erhalten, um uns abwechslungsreich und gesund zu ernähren. Eine Nahrungsergänzung ist deshalb sicher nur in einzelnen Fällen notwendig. Zudem sind die Risiken, z. B. einer regelmäßigen Einnahme oder einer Überdosierung, bisher wenig erforscht.

Nahrungsergänzungsmittel sind in

45. Was ist «functional food»?

Unter «functional food» versteht man Lebensmittel, denen ein so genannter Zusatznutzen zugeschrieben wird, wie z. B. Probiotika (Lebensmittel mit bestimmten Bakterien), Prebiotika (mit Ballaststoffzusatz) oder Orangensaft mit Kalzium. Probiotische Joghurts beispielsweise enthalten gezüchtete Milchsäurebakterien, die normalerweise in der menschlichen Darmflora vorkommen. Weil unser Körper diese Bakterien kennt, sollen, laut Angaben der Hersteller, nach dem Verzehr möglichst viele davon unseren Darm lebend erreichen und dort eine gesunde Flora schaffen. Angeblich soll so die Abwehrkraft gestärkt, Durchfallerkrankungen vorgebeugt und das Risiko einer Dickdarmkrebserkrankung vermindert werden. Dieser Nutzen ist allerdings wissenschaftlich nicht belegt, und auch über die Risiken weiß man wenig. Sicher ist bisher nur der wirtschaftliche Nutzen für die Hersteller.

Greifen Sie also lieber zu unveränderten, natürlichen Lebensmitteln.

Gerade für frisches Obst, Gemüse und Soja sind immunstimulierende Effekte nachgewiesen worden, sodass diese Nahrungsmittel im guten Sinn als «functional food» gelten können.

PFLANZENHEILSTOFFE: TRAUM ODER REALITÄT?

In grünen, roten und gelben Gemüsen und Obstsorten wurde eine Vielzahl biologisch wirksamer Pflanzenwirkstoffe nachgewiesen: So senken «5 Portionen pro Tag» das Risiko von Krebs im oberen Verdauungstrakt, wie das Zwischenergebnis einer Studie an insgesamt 53 000 Menschen ergab. Dabei ist eine Portion die Menge Gemüse oder Obst, die in eine Hand passt, z. B. ein Apfel oder 3 Aprikosen, bei kleinen Früchten wie Himbeeren oder klein geschnittenem Gemüse das, was in die aus zwei Händen gebildete «Schale» passt. Eine der fünf Portionen kann ein Glas Obst- oder Gemüsesaft sein, gegartes Gemüse oder Trockenobst.

Bitte beachten Sie: Die abwehrstärkenden Pflanzenstoffe wie Carotine, Xantophille, Lycopin, Polyphenole, Phytosterine und Flavonoide – um nur einige von ca. 50 000 zu nennen – sind nicht durch Nahrungsergänzungsmittel ersetzbar. So hat Vitamin-C-Pulver im Experiment fast keine, der Saft geschälter Äpfel eine mäßige und der Extrakt ungeschälter Äpfel die stärkste Wirkung, um den Effekt aggressiver Sauerstoffradikale zu verhindern – die meisten Pflanzenwirkstoffe sind in der Schale!

In einer anderen Studie konnte gezeigt werden, dass kleine Mengen Tomaten- und Karottensaft täglich gerade bei Menschen, die einen erhöhten Vitaminbedarf haben, mittels der Pflanzenstoffe Lycopin und Carotinoid abwehrstärkende und tumorzerstörende Botenstoffe produzieren lassen. Phytoöstrogene in Sojaprodukten konnten gerade bei Frauen die Immunabwehr steigern.

Wer sich an die Richtlinien der Deutschen Gesellschaft für Ernährung und der Deutschen Krebsgesellschaft mit «5 pro Tag» hält, sorgt also nicht nur für sich selbst, sondern auch fürs Baby, da die Antikörper gegen verschiedenste Schadstoffe auch an den Fetus weitergegeben werden.

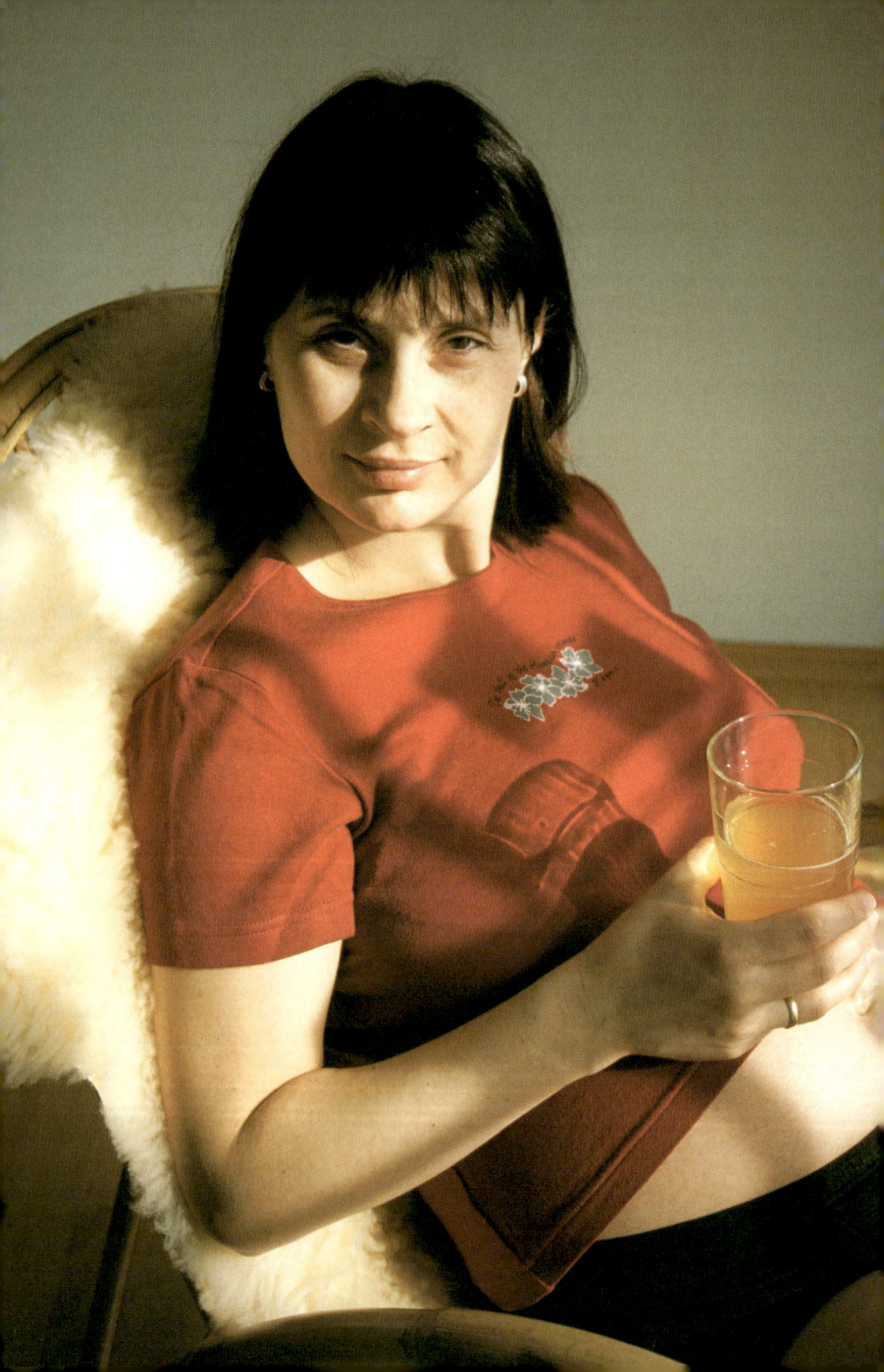

Kapitel 5 | *Den Durst gesund löschen*

Fragen Nr. 46 – 55

46. Mein Schwangerschaftstest ist positiv! Darf ich mit meinen Freundinnen zusammen ein Glas Sekt trinken?

Das Auftreten kindlicher Fehlbildungen und Auffälligkeiten, das «fetale Alkoholsyndrom», wurde bisher nur bei alkoholkranken Müttern beschrieben, d. h. bei Frauen, die regelmäßig größere Mengen an Alkohol trinken. Insbesondere das regelmäßige Trinken von Alkohol ist also gefährlich. Aber auch gelegentlicher Alkoholgenuss ist nicht völlig ungefährlich für die gesunde Entwicklung des Kindes. Ein Grenzwert, unter dem Alkohol sicher nicht schädigend wirkt, lässt sich nicht festlegen. Deshalb sollten Sie während der Schwangerschaft am besten ganz darauf verzichten. Eine besonders sensible und störanfällige Phase sind die ersten drei Monate, in denen das Kind seine Organe bildet. Stoßen Sie lieber mit etwas Alkoholfreiem an, für Puristinnen gibt es im gut sortierten Naturkostladen auch alkoholfreie Biosektcuvées, z. B. von *Weinkönig*. Für alle anderen Genießerinnen hier zwei spritzige Rezepte:

Schnelle Pfirsichbowle

5 Pfirsiche aus Bioanbau schälen, entkernen und in kleine Würfel schneiden. Die Fruchtwürfel in ein Bowlengefäß geben, mit 5 EL Naturzucker bestreuen, mit 2,2 l Apfelsaft, z. B. von Beutelsbacher, übergießen. Etwa $\frac{1}{2}$ Stunde ziehen lassen. Kurz vor dem Servieren mit $\frac{1}{2} - 1$ l Mineralwasser auffüllen.

Beeren-Zimt-Bowle

250 Gramm Waldbeeren putzen, waschen, mit 100 Gramm Zucker und einem TL Zimt 1–2 Stunden ziehen lassen. 1 l Wasser mit klein geschnittenen Stückchen von jeweils 1 ungespritzten Orange und Zitrone zum Kochen bringen und weitere 100 Gramm Zucker einrühren. 2 Orangen mit Schale in dicke Ringe schneiden und 3 Zimtstangen dazugeben. Erkalten lassen und dann durch ein Sieb in das Bowlengefäß gießen. Beeren zur Bowle geben und mit 100 ml rotem Traubensaft und ca. 2 l Mineralwasser nach Geschmack auffüllen.

47. Ich habe gehört, dass eine ausreichende Flüssigkeitszufuhr der Wassereinlagerung in der Schwangerschaft vorbeugt. Was soll ich trinken?

In der Tat sollten Sie, gerade wenn Sie zu Ödemen neigen, Ihre Flüssigkeitszufuhr nicht einschränken. Trinken Sie mindestens zwei Liter pro Tag. Geeignete Getränke sind natriumarmes Mineralwasser, ungesüßte Kräutertees oder mit Mineralwasser verdünnte Fruchtsäfte. Bevorzugen Sie Direktsäfte, die nicht aus Konzentraten rückverdünnt werden, möglichst in *Demeter*-Qualität. Fruchtnektare und Fruchtsaftgetränke enthalten hauptsächlich Wasser und Zucker und nur einen geringen Fruchtsaftanteil, außerdem sind sie häufig mit Aromen versetzt und deshalb nicht empfehlenswert.

Erfrischend schmeckt auch Amari von *Rabenhorst*, ein alkoholfreier Trauben-Kräuter-Früchte-Drink, den Sie in drei unterschiedlichen Geschmacksnoten im Reformhaus bekommen. Einige Hebammen empfehlen, ab der 34. Schwangerschaftswoche regelmäßig Himbeerblättertee zu trinken. Dieser Tee soll den Muttermund elastischer machen und dadurch die Geburt erleichtern.

Wenn Sie allerdings zu vorzeitigen Wehen neigen oder einen weichen oder bereits frühzeitig geöffneten Muttermund haben, verzichten Sie besser darauf.

48. Normalerweise trinke ich eine große Flasche Limonade im Laufe des Tages. Reicht das auch während der Schwangerschaft?

Zum Durstlöschen ist Limonade nicht gerade ideal: Sie besteht in erster Linie aus Zucker und Wasser, das mit Aromen und Farbstoffen versetzt wird. Ein halber Liter Limonade enthält etwa 40 Gramm Zucker, der direkt ins Blut wandert und dort den Blutzuckerspiegel (S. 86) rapide ansteigen lässt.

Leckere und spritzige Alternativen bietet die *Beutelsbacher* Fruchtsaftkellerei mit Säften, Tees und Wellness-Drinks:

So enthält beispielsweise der *Alpentee* energiespendenden Trauben-, Zitronen- und Limettensaft, Vitamin-C-haltige Hagebuttenschalen und Teekräuter. Das Besondere daran: Alpenkräuter sind sehr widerstandsfähig und überstehen selbst die harten Bergwinter. Dadurch enthalten sie viele gesunde Schutz-

und Wirkstoffe, die Ihr Immunsystem stärken.

Der Biodrink *Waldhimbeere* besteht aus Hibiskusblüten, Himbeerblättern, schwarzem Johannisbeersaft und Traubendicksaft. Himbeeren entschlacken und entwässern leicht, enthalten viele Vitamine und sekundäre Pflanzenstoffe. Johannisbeeren enthalten besonders viel Vitamin C und die Vitamine A und E.

Kombucha Lemon ist eine exotische Mischung aus fermentiertem Kombucha-Teegetränk, Zitronen- und Limettensaft und dem Aroma der afrikanischen Nanaminze. Ein erfrischender Durstlöscher, der durch seinen Anteil an Milchsäurebakterien die Verdauung unterstützt. Ein absolutes Plus bei schwangerschaftsbedingter Verstopfung!

49. Kann ich meinen Durst mit Milch stillen?

Milch (S. 24) ist kein Durstlöscher, sondern ein natürliches Grundnahrungsmittel. In der Schwangerschaft sollten Sie darauf nicht verzichten, denn Milch enthält alle für den mütterlichen und kindlichen Organismus wichtigen Nährstoffe. Ein halber bis ein Liter Milch täglich ist die ideale Voraussetzung für eine optimale Versorgung.

Viele Spurenelemente wie Magnesium, Kalzium, Eisen und Selen enthält:

Bananen-Aprikosen-Milch

Für 1 Person: 1 Hand voll getrocknete Aprikosen in Wasser etwa $\frac{1}{4}$ Stunde einweichen, zerkleinern. $\frac{1}{2}$ Banane in Scheiben schneiden. Im Mixer mit 200 ml Demeter-Milch, 100 g Naturjoghurt und 1 TL Honig pürieren. Je nach Geschmack mit Eiswürfeln servieren.

Wem der Sinn eher nach Herzhaftem steht:

Buttermilch-Gurken-Getränk

$\frac{1}{2}$ Salatgurke schälen, entkernen und in Würfel schneiden. 1 TL frischen Dill fein hacken. Mit 250 ml Buttermilch, 1 Prise schwarzem Pfeffer, 1 TL Honig und $\frac{1}{2}$ ausgepressten Knoblauchzehe im Mixer pürieren.

50. Ich trinke täglich einen halben Liter Milch, kann ich auch H-Milch nehmen?

Vergleichen Sie einfach einmal H-Milch mit einer Vollmilch aus dem Supermarkt und einer *Demeter*-Vollmilch aus dem Bioladen. Gourmetköche bewerteten bei einer Blindverkostung anlässlich der Münchner Messe «ÖkoWelt» die *Demeter*-Vollmilch unter zehn Milchproben als den absoluten geschmacklichen Spitzenreiter.

Auf seiner Internet-Seite beschreibt der *Demeter*-Verband, woran das liegen könnte:

«Milch ist ein sehr sensibles Produkt. Die Demeter*-Kühe müssen daher mit hofeigenem Gras und Heu versorgt werden, Kälber werden mit Vollmilch aufgezogen. Die Tiere haben Zugang zu Licht und Luft, und die biologisch-dynamischen Heilpflanzenpräparate sorgen für besonders kräuterreiche Wiesen. (…) In der Milchverarbeitung sind weder Homogenisierung noch Sterilisation oder Ultrahocherhitzung erlaubt. Durch diese Verfahren werden die Eiweißstrukturen der Milch verändert und Vitamine zerstört. Aufgrund (…) wissenschaftlicher Untersuchungen wird vermutet, dass Milchallergien im Säuglingsalter durch homogenisierte Milch ausgelöst werden können. Die Krebs hemmende Wirkung von Biomilch wurde im vergangenen Jahr durch Studien wissenschaftlich belegt. Bundesweit werden jährlich 72 Mio. Liter* Demeter-*Milch verarbeitet …»*

H-Milch wird beim Ultrahocherhitzen für wenige Sekunden auf Temperaturen von 135 bis 150 °C gebracht. Das tötet zwar alle vermehrungsfähigen Bakterien ab, aber eben auch die meisten hitzempfindlichen Vitamine. Und: Es verändert wichtige Eiweißbausteine. H-Milch ist mit einer Frischmilch also nicht mehr zu vergleichen. Unter diesem Aspekt sollten Sie besonders in Schwangerschaft und Stillzeit lieber zur Vollmilch greifen.

51. Wie viel Kaffee darf ich pro Tag trinken?

Zu Beginn der Schwangerschaft ist gegen 2 – 3 Tassen Kaffee oder schwarzen Tee pro Tag sicher nichts zu sagen. Gerade jetzt werden Sie vielleicht häufiger müde sein, und da kommt ein anregendes Getränk gerade recht. Koffein und Tein aktivieren den Kreislauf und die Magensäfte, und sie fördern die Verdauung. Allerdings erhält auch das Kind seinen Teil davon. Übertreiben Sie also nicht, Ihr Kind könnte sonst vorübergehend sogar Herzrhythmus-störungen bekommen.

Im letzten Schwangerschaftsdrittel wird das Koffein nicht mehr so schnell abgebaut, beschränken Sie sich dann auf Ihre morgendliche Tasse. Schwarzer Tee beeinträchtigt zudem die Eisenaufnahme aus der Nahrung. Halten Sie Maß und trinken Sie, wenn Sie passionierte Teetrinkerin sind, auf jeden Fall zusätzlich Vitamin-C-haltigen Orangen- oder Grapefruitsaft, der die Eisenresorption wieder ankurbelt.

52. Stimmt es, dass Kaffee und schwarzer Tee entwässernd wirken? Soll ich deshalb in der Schwangerschaft darauf verzichten?

Ja, Kaffee entzieht dem Körper tatsächlich Wasser, indem er die Gefäße erweitert. Dadurch kann mehr Flüssigkeit verdunstet werden, die Niere wird angeregt, vermehrt Wasser abzugeben. In Österreich reicht man deswegen schon immer ein Glas Wasser zum Kaffee.

Auch Schwarztee wirkt leicht diuretisch (entwässernd). Wenn Sie also gern Kaffee oder schwarzen Tee trinken, übernehmen Sie am besten die gesunde österreichische Sitte.

53. Ich möchte keinen Kaffee mehr trinken. Ist koffeinfreier Kaffee besser?

Koffein, aber auch ein Teil der Röststoffe regen das Großhirn an und erleichtern die Gedankenarbeit. Beide Stoffgruppen erzeugen ein Gefühl größerer Leistungsfähigkeit und können bei manchen Menschen sogar dunkle Stimmungen aufhellen. Weil nicht nur das Koffein, sondern auch die Röststoffe des Kaffees anregend wirken, kann selbst koffeinfreier Kaffee noch als Muntermacher wirken.

Eine echte Alternative sind Getreidekaffees aus gerösteter Gerste, Malz, Soja o. Ä., die Sie von vielen Herstellern im Naturkostladen bekommen. Noch nicht so bekannt, aber sehr aromatisch: Süßlupinenkaffee *Cafe Pino* von *Bioland*. Wohl bekomm's!

54. Darf ich während der Schwangerschaft Rooibos-Tee trinken?

Rooibos-(Rotbusch-)Tee ist kein Schwarztee und damit ein ideales Getränk in der Schwangerschaft. Er enthält kein Tein und kaum Tannin (Gerbsäure). Dafür ist das südafrikanische Nationalgetränk aber umso reicher an Spurenelementen sowie Eisen, Calcium und Vitamin C.

Der weltweit einzige Produzent von Rooibos Tee ist Südafrika. Die Teepflanzen sind bis zu 1,5 Meter hohe Strauchgewächse mit feinen, spitzen Blättern, die ausschließlich in Höhenlagen auf sandigen Böden wachsen. Nach der Ernte werden Zweige und Blätter fein gehäckselt, befeuchtet, gewalzt und an der Luft getrocknet. Danach wird der rötliche Tee gereinigt, sortiert und abgefüllt. Wenn Sie ihn im Naturkostladen einkaufen, können Sie sicher sein, ein schadstoff- und rückstandsfreies Produkt zu erhalten.

55. Meine Hebamme hat mir geraten, jetzt kein Leitungswasser mehr zu trinken. Warum nicht?

Ihre Hebamme denkt bestimmt an eine mögliche Bleibelastung des Trinkwassers. Seit 1973 sind bleihaltige Wasserrohre in Deutschland generell verboten. Leider finden sich aber hin und wieder in Altbauten, die vor diesem Datum errichtet wurden, noch solche Wasserleitungen. Das Trinkwasser kann dadurch einen erhöhten Bleigehalt aufweisen. Dies ist insbesondere dann der Fall, wenn das Wasser längere Zeit in den Bleirohren gestanden hat, z. B. über Nacht. Durch die regelmäßige Aufnahme kleiner Bleimengen kommt es zu schleichenden gesundheitlichen Schädigungen. Blei beeinträchtigt die Blutbildung und Gehirnentwicklung bei Ungeborenen, Säuglingen und Kleinkindern. Besonders empfindlich auf Blei reagiert das sich entwickelnde Nervensystem des Ungeborenen. Beim Erwachsenen wird Blei ausgeschieden oder in den Knochen eingelagert. Es kann aber während Phasen erhöhten Stoffwechsels, wie der Schwangerschaft, von dort wieder ins Blut gelangen. Deshalb müssen außer Kleinkindern besonders junge Frauen und Schwangere vor einer Aufnahme von Blei geschützt werden.

Wenn Sie feststellen wollen, ob die Trinkwasserrohre in Ihrem Haus noch aus Blei sind, fragen Sie den Hauseigentümer oder ziehen Sie einen Sanitär- oder Heizungshandwerker zurate. Eine andere Möglichkeit als den Austausch von bleihaltigen Wasserrohren gibt es nicht, Abkochen nutzt in diesem Falle gar nichts.

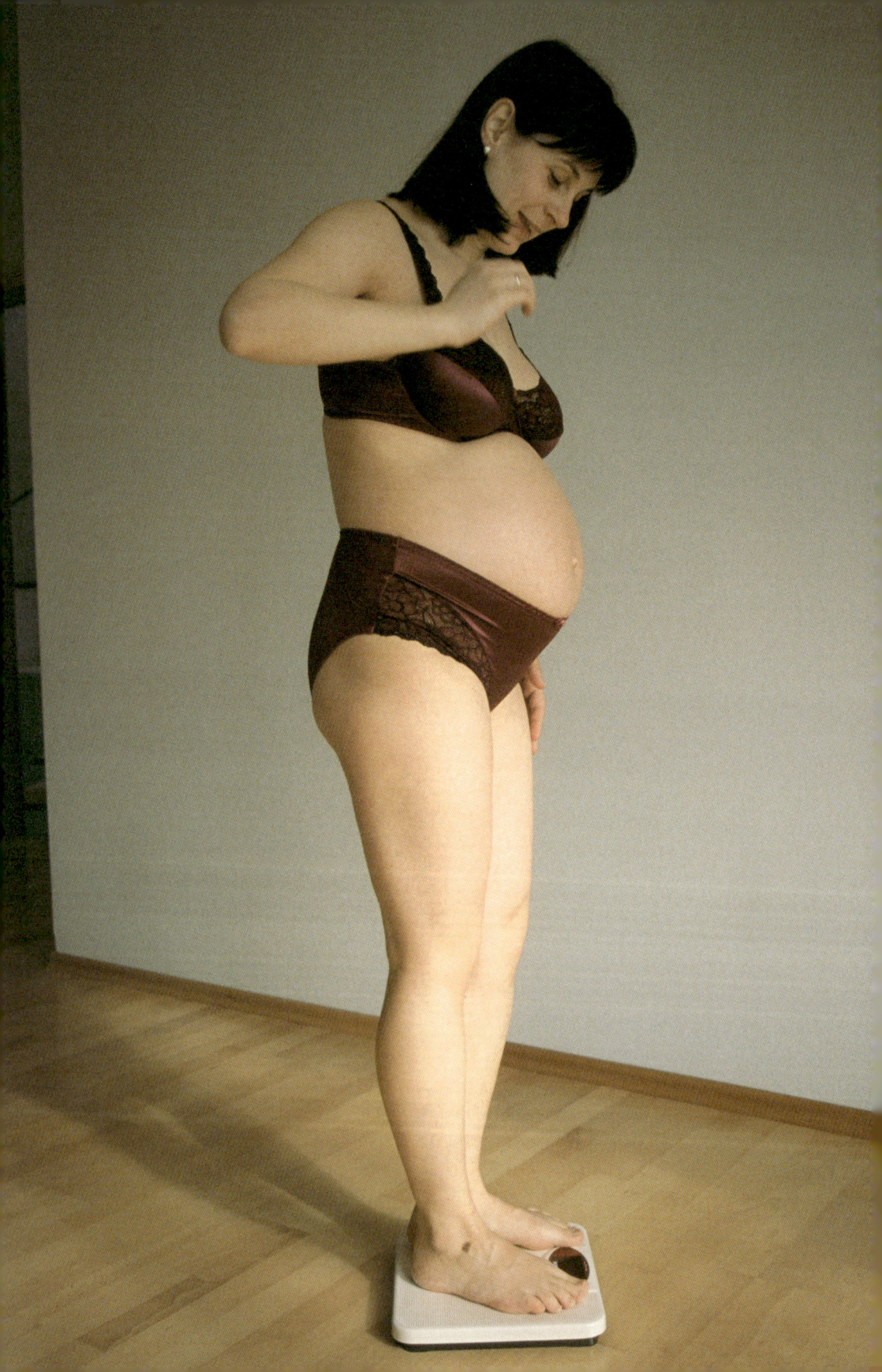

KAPITEL 6 | *Das Wiegen abwägen*

Fragen Nr. 56 – 61

56. Mit welcher Gewichtszunahme muss ich nun rechnen?

Die durchschnittliche statistische Gewichtszunahme in der Schwangerschaft liegt zwischen zwölf und fünfzehn Kilo. Einen Anhaltspunkt für eine individuellere Handhabung gibt eine Empfehlung der Nationalen Akademie für wissenschaftliche Ernährungsweise, Washington, von 1990, die je nach Körpermasse (Body-Mass-Index = BMI) von einer unterschiedlichen Gewichtszunahme ausgeht. Ihren BMI errechnen Sie folgendermaßen:

$$\frac{\text{Körpergewicht in Kilogramm}}{\text{Körpergröße in Meter}^2}$$

Ihr Ausgangsgewicht ist dabei das Gewicht zu Beginn der Schwangerschaft.

Beispiel:
Sie sind 1,75 m groß und haben in der 6. SSW 72 kg (s. Mutterpass) gewogen:
72 kg : 1, 75 m^2 = 23, 61 kg / m^2

Ihr BMI liegt im Bereich des Normalgewichts, Sie können in der Schwangerschaft 11,5 bis 16,0 kg zunehmen.

Gewichtszunahme in der Schwangerschaft nach BMI

Body-Mass-Index	Wert	Gewichtszunahme
Niedrig	< 19,8	12,5 – 18,0 kg
Normal	19,8 – 26,0	11,5 – 16,0 kg
Hoch	26,0 – 29,0	7,0 – 11,5 kg
Sehr hoch	> 29,0	Nicht über 6,0 kg

Diese Angaben sind jedoch nur grobe Richtwerte. Ihre Wertigkeit wird nicht von allen Frauenärztinnen bzw. Hebammen geteilt. Sehr zarte Frauen können mit gesunder Vollwerternährung in der ersten Schwangerschaft 20–24 kg zunehmen – die meisten verlieren das «Übergewicht» schon in den ersten Stillwochen. Und auch kräftige Schwangere sollten sich besser um eine optimale Ernährung sorgen, statt sich mit dem Gedanken «Wie werde ich erst in drei Monaten aussehen» herumzuplagen.

Ich glaube nicht, dass es dem Wohl von Mutter und Kind zuträglich ist, sich jeden Tag zu wiegen. Wichtiger ist, dass frau sich wohl fühlt und keine Beschwerden wie z. B. Wassereinlagerungen an den Knöcheln (eindrückbare Dellen) feststellt (s. Kapitel 10). Machen Ihnen die Veränderungen Ihres Körpers Angst, sprechen Sie Ihre Hebamme darauf an, oder wenden Sie sich an ein Frauengesundheitszentrum in Ihrer Stadt. Wenn Sie sich ernsthafte Sorgen um Ihr Gewicht machen, fragen Sie nach einer Ernährungsberatung. Im Rahmen der Schwangerenvorsorge werden die Kosten dafür von der Krankenkasse übernommen.

57. Ich habe 15 kg Übergewicht und habe gestern gemerkt, dass ich schwanger bin. Soll ich nun Diät halten oder am besten ein paar Kilo abnehmen?

Machen Sie während Schwangerschaft und Stillzeit auf keinen Fall auf eigene Faust eine Diät. Ob eine Diät zur Gewichtsregulierung, Entwässerung oder bei Schwangerschaftsdiabetes (S. 86 f.) notwendig ist, sollten Sie nur gemeinsam mit Ihrer Frauenärztin entscheiden.

Durch das Abnehmen wird Fettgewebe abgebaut, in dem sich im Laufe des Lebens viele Schadstoffe abgelagert haben. Diese werden freigesetzt und erreichen über den Blutkreislauf das Kind.

Auf jeden Fall sollten Sie nun aber bewusst und diszipliniert essen: Halten Sie unbedingt 5–6 kleine, abwechslungsreiche Mahlzeiten am Tag ein und geben Sie Ihren Heißhungerattacken lieber mit einem Glas Milch, einem Snack aus frischem Obst oder Gemüse nach als mit kalorienreichen Schleckereien (S. 52, 81).

Viel Bewegung an frischer Luft, Schwimmen, Radfahren und ausgedehnte Spaziergänge regen den Stoffwechsel an und helfen, das

«Futter» zu verwerten. Fokussieren Sie sich nicht auf Ihr Körpergewicht. Wenn Sie keine gewichtsbedingten Beschwerden haben, genießen Sie Ihre Schwangerschaft.

58. Ich bin im siebten Monat schwanger und habe schon 15 kg zugenommen, obwohl ich mich fast ohne Süßigkeiten vollwertig ernähre. Bei der letzten Ultraschalluntersuchung sagte der Frauenarzt, dass das Baby schon ziemlich groß sei. Werde ich nun eine schwerere Geburt haben?

Ihre Ängste teilen viele Frauen weltweit. In Afrika z. B. gibt es Volksstämme, bei denen Schwangere die letzten drei Monate eine Hungerdiät machen, um leichter zu entbinden – was leider ein Irrtum ist. Sie brauchen jedoch keine Angst zu haben: Gerade wenn Sie sich vollwertig ernährt haben, ist ein gut gewachsenes Baby ein Zeichen, dass der Mutterkuchen optimal funktioniert. Übrigens haben auch Babys im Mutterleib Zeiten des Wachstumsschubes und solche, in denen sie wenig zulegen. Ein großes

Baby zu bekommen, ist nicht mit einer schweren Geburt gleichzusetzen. Ob eine Entbindung als schwer empfunden wird, hat weniger mit der Größe des Kindes zu tun als mit der Seelenlage der Gebärenden, der Entspannungsfähigkeit, der Muskelkraft der Gebärmutter, der Weichheit der Geburtswege und dem Geschick der Hebamme. Besonders Hebammen, die selbständig Haus- und Praxisgeburten begleiten, kennen viele Mittel, um die Geburt zu erleichtern, und Gebärpositionen, die auch einem großen Kind sicher den Weg in die Welt ebnen. Fragen Sie Ihre Hebamme!

59. Ich bin in der 16. Woche schwanger und habe trotz normaler Ernährung nichts zugenommen – im Gegenteil, ich habe sogar ein Kilo abgenommen. Ist das normal?

In den ersten Wochen der Schwangerschaft fällt eine Gewichtszunahme normalerweise eher gering aus, manche Frauen nehmen wirklich sogar erst einmal ab. Wenn Ihnen z. B. anfangs häufig übel ist oder Sie keine oder nur wenig Pausen machen können, kann die Zunahme ausbleiben. Gönnen Sie sich viel Ruhe und gehen Sie liebevoll mit sich selbst um. Das kommt auch Ihrem Kind zugute. Viele schöne und wertvolle Anregungen dazu erhalten Sie in dem rororo-Buch «Ich bin schwanger: ganz entspannt» von Margarita Klein.

60. Wie viele Kalorien muss ich pro Tag zusätzlich zu mir nehmen?

Eine Gewichtszunahme erfolgt im Verlauf der Schwangerschaft nicht kontinuierlich, sondern den physiologischen Veränderungen gemäß. Rechnen Sie in der Schwangerschaft täglich ca. 200–300 Kalorien zu den sonst üblichen 2000 Kalorien (für leichte Bürotätigkeit z. B.) hinzu. Anfänglich wird fast die Hälfte dieser Kalorien in Form von Fett und Eiweiß für die Leistung des Organismus gespeichert. Ein Drittel der aufgenommenen Menge benötigt Ihr Körper zum Aufbau der Plazenta sowie für das Wachstum der Gebärmutter und der Brust. Die übrigen Kalorien dienen der Steigerung der mütterlichen Blutmenge, durch die das wachsende Baby versorgt wird. In den letzten Schwangerschaftswochen benötigt das Ungeborene allein für sich 100–150 Kalorien täglich, um seinen «Babyspeck» zu entwickeln.

61. Muss ich nun für zwei essen?

Der Organismus eines Kindes wird aus den Nährstoffen aufgebaut, die es über die Mutter bekommt. Fehlen der schwangeren Frau wichtige Nährstoffe, fehlen sie auch dem Kind. Deshalb spielt für eine gesunde Entwicklung Ihres Kindes Ihre eigene Ernährung eine wesentliche Rolle.

Mengenmäßig müssen Sie jedoch keinesfalls für «zwei» essen. Aber Sie sollten auf die Qualität Ihrer Lebensmittel achten und den erhöhten Nährstoff- und Energiebedarf mit einer ausgewogenen Ernährung (s. Kapitel 1 und Fragen 17, 21, 62) ausgleichen.

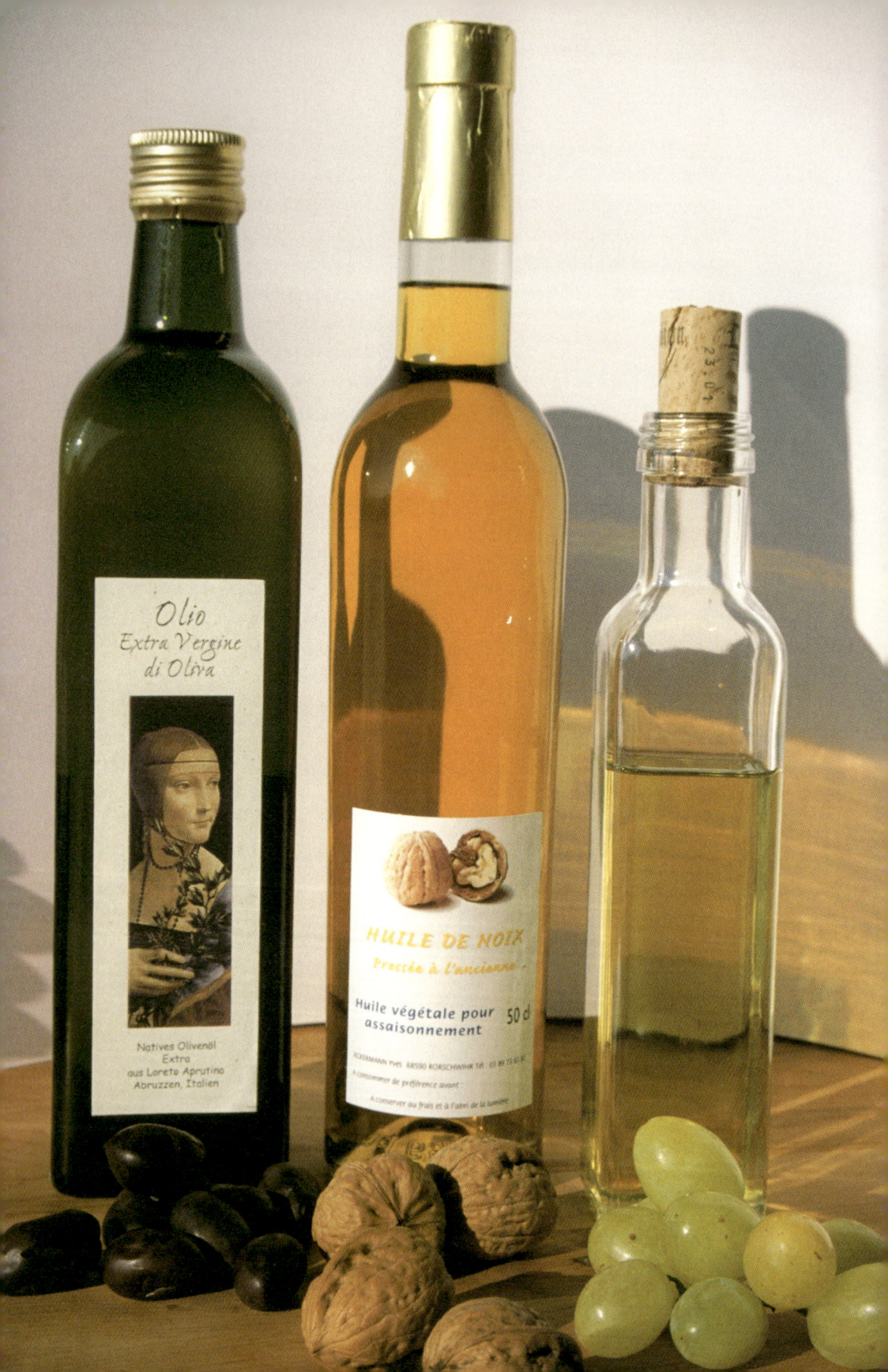

Olio
Extra Vergine
di Oliva

Natives Olivenöl
Extra
aus Loreto Aprutino
Abruzzen, Italien

HUILE DE NOIX

Pressée à l'ancienne

Huile végétale pour
assaisonnement   50 cl

ACKERMANN Yves 68590 RORSCHWIHR Tél. 03 89 73 63 87

A consommer de préférence avant :

A conserver au frais et à l'abri de la lumière

KAPITEL 7 | *Genuss ohne Reue*

Fragen Nr. 62 – 73

62. Ich habe gehört, dass Weißmehl und Zucker in der Schwangerschaft nicht gut seien. Warum nicht?

Reiner weißer Zucker oder ausgemahlene Mehle (Weißmehl) sind so genannte leere Nahrungsmittel. Sie liefern zwar Kalorien, aber keine Nährstoffe – noch nicht einmal die für Ihre Verdauung notwendigen Vitamine und Mineralstoffe. Das bedeutet, der Körper bekommt zwar kurzfristig Energie, aber die lebensnotwendigen Baustoffe müssen aus den Reservespeichern genommen werden. So kann es zum Mangel an Vitaminen und Mineralstoffen kommen, der sich auch negativ auf die kindliche Entwicklung auswirken kann.

Bei fortgeschrittener Schwangerschaft steigt oft das Verlangen nach Süßem. Ihr Organismus vollbringt Höchstleistungen und fordert Energie. Allerdings verschlimmert weißer Zucker diese Gelüste noch. Decken Sie Ihren Bedarf an Zucker deshalb am besten durch natürliche Kohlenhydrate aus Getreide, Obst, Gemüse und Hülsenfrüchten. Sie enthalten neben Zucker auch Ballaststoffe, Stärke, Vitamine, Mineralstoffe und Spurenelemente, die ebenfalls für den Organismus wichtig sind. Mit einem Getreidemüsli lässt sich auch hin und wieder eine Heißhungerattacke überstehen. Mit Honig oder Vollrohrzucker gesüßte Früchte- und Müsliriegel, Trockenfrüchte wie Aprikosen, Feigen, Rosinen und Nüsse helfen Ihnen tagsüber über die Runden.

63. Ist es schädlich, in der Schwangerschaft Produkte zu essen, die mit Süßstoff gesüßt sind?

Süßstoffe wie Saccharin, Cyclamat, Aspartam, Acesulfam, Thaumatin und Neohesperidin zählen zur Gruppe der Zuckerersatzstoffe. Damit werden verschiedene Stoffgruppen, die anstelle von Zucker zum Süßen verwendet werden können, bezeichnet. Bei den Süßstoffen handelt es sich um synthetische und natürliche Verbindungen mit einem intensiv süßen Geschmack. Sie zählen zu den Lebensmittelzusatzstoffen. Süßstoffe haben keinen Nährwert und werden vom Körper unverändert ausgeschieden. In üblichen Mengen schadet Süßstoff der Schwangerschaft nicht.

Etwas vorsichtiger sollte Ihr Umgang mit den *Zuckeraustauschstoffen* wie Sorbit, Mannit, Isomalt, Xylit, Maltit und Laktit sein. Sie verursachen nur einen geringen Anstieg des Blutzucker- und Insulinspiegels im Blut, weshalb sie hauptsächlich in Lebensmitteln für Diabetiker eingesetzt werden. Die meisten dieser Zuckeraustauschstoffe gehören zur Gruppe der Zuckeralkohole und haben einen Energiegehalt von ca. 4 kcal pro Gramm. Deshalb sind Zuckeraustauschstoffe für eine kalorienreduzierte Ernährung weniger geeignet als Süßstoffe und müssen von Diabetikern in ihre Brennwertberechnung einbezogen werden.

Die Süßkraft von Zuckeraustauschstoffen beträgt etwa die Hälfte der Süßkraft von Haushaltszucker. Sie können von den Bakterien im Mundraum nicht verwertet werden, deshalb bezeichnet man sie auch als zahnfreundlich. Sie kommen daher häufig in zuckerfreien Zahnpflegekaugummis zum Einsatz.

Da sie vom Dünndarm nicht vollständig aufgenommen werden, gelangen sie größtenteils unverändert in den Dickdarm. Dort binden sie Wasser und führen bei einer erhöhten Aufnahme zu Bauchkrämpfen, Blähungen und Durchfall. In der Schwangerschaft können dadurch sogar Wehen ausgelöst werden. Wenn Sie zu früh- oder vorzeitiger Wehentätigkeit neigen, verzichten Sie besser ganz darauf. Lebensmittel mit mehr als 10 % Zuckeraustauschstoffen können Sie am Hinweis «kann bei übermäßigem Verzehr abführend wirken» erkennen.

64. Mein Partner und ich sind beide berufstätig. Deshalb koche ich abends und esse tagsüber im Büro hauptsächlich Chips und Kekse. Kann ich das in der Schwangerschaft so beibehalten?

Kalorienhaltige Chips und Kekse sind nur von geringem Nährwert. Stattdessen enthalten sie meistens entweder jede Menge Salz bzw. Zucker. Hin und wieder danach zu greifen, ist sicherlich keine Katastrophe, aber auf Dauer sind diese «leeren Kalorienträger» kein wertvoller Beitrag zu einer gesunden Ernährung. Fürs Büro gibt es eine Reihe gesunder Snacks, die Sie einfach und ohne viel Aufwand zu Hause zubereiten und mitnehmen können:

- Vollkornbaguette mit Krabbendip
- Vollkornbrötchen mit Kräuterquark
- Knusperstangen mit Käsewürfeln
- Hirsekekse mit Nussmus
- Fruchtjoghurt mit Müsli oder Flocken
- Obstsalat mit Nüssen

Krabbendip

150 Gramm frisches Krabbenfleisch abspülen, trockentupfen, mit frischen, klein gehackten Oliven und 1 klein geschnittenen Tomate aus Bioanbau in Sonnenblumenöl braten. 4 EL Joghurt mit Salz, Pfeffer, Zucker und Zitronensaft abschmecken, über die Krabbenmischung gießen.

Kräuterquark

300 Gramm Magerquark, 1 EL Sahne und 1 EL Milch in einer Schüssel glatt rühren. Eine Prise Salz, Pfeffer, frisch geschnittenen Schnittlauch und 1 klein gehackte Zwiebel unterheben. Aufs Brötchen streichen. Einige Oliven oder 1 Tomate krönen den Brotaufstrich.

Knusperstangen

60 Gramm Hefe in 500 Gramm Weizenvollkornmehl bröckeln. 1 TL Salz, 60 Gramm Butter und 125 Gramm Butter zufügen. Zu einem glatten Teig verkneten und 1 Stunde im Kühlschrank ruhen lassen. Teig nochmals durchkneten, halbieren und jede Hälfte in 12 Stücke schneiden. Aus jedem Teigstück eine Rolle formen, mit Wasser bestreichen und mit Sesam oder Mohn bestreuen. Auf ein leicht gefettetes Backblech oder Backpapier legen und auf mittlerer Schiene im vorgeheizten Ofen bei 200 °C ca. 20–25 Minuten backen.

Hirsekekse

125 Gramm Butter, 125 Gramm Honig, ½ TL Vanille geschmeidig rühren. 250 Gramm fein gemahlene Hirse dazugeben. Mit dem Spritzbeutel Teigtupfer auf das gefettete Backblech spritzen. Bei 175 °C auf mittlerer Schiene 12–15 Minuten backen (für 50–60 Kekse).

(nach: Helma Danner, Die Naturküche – s. Buchempfehlungen)

65. Ich bin Italienerin und liebe besonders heimische Desserts. Meine Freundin sagte mir, ich dürfe in der Schwangerschaft keine Zabaione mehr essen. Ist da etwas dran?

Zabaione wird aus frischen Eiern, Zucker und Marsala im Wasserbad cremig gerührt. In der Tat sollten Sie während der Schwangerschaft auf den Verzehr von rohen Eiern (und Alkohol) verzichten. Rohe Eier können ebenso wie rohes Fleisch Salmonellen oder Listerien enthalten, die bei einer Infektion zu schwerwiegenden Schädigungen beim ungeborenen Kind führen können. Deshalb sollten Sie auf alle Produkte, die rohe Eier enthalten, wie Mayonnaise, Softeis oder auch das weiche Frühstücksei, vorübergehend verzichten. Steigen Sie besser eine Zeit lang auf andere Desserts um. Wie wäre es mit Ricotta-Mousse mit Beerensoße oder einer Mascarpone-Creme mit frischen Feigen, Vanille und Honig? Auch eine leckere Früchte-Quark-Creme oder ein Dessert mit Seidentofu (S. 81) sind ein Genuss für verwöhnte Gaumen – und zudem noch gesund.

66. Bisher dachte ich immer, die zugelassenen Zusatzstoffe sind für den Verbraucher nicht gefährlich. Nun hat mich eine Freundin davor gewarnt. Kann ich dem Kind damit schaden?

Unter dem Begriff «Zusatzstoff» werden unterschiedliche Zusätze zusammengefasst:

Farbstoffe werden eingesetzt, um Lebensmitteln eine bestimmte Farbe zu verleihen oder Farbverluste, die bei der Bearbeitung entstehen, auszugleichen.

Konservierungsmittel hemmen das Wachstum von Bakterien und Pilzen und verlängern dadurch die Haltbarkeit.

Antioxidantien verhindern die Oxidation luftempfindlicher Substanzen wie z. B. das Verranzen von Fetten und Ölen oder das Verfärben geriebener Kartoffeln.

Durch *Emulgatoren* lassen sich wässrige und fette bzw. ölige Anteile wie z. B. bei Margarine vermischen. *Stabilisatoren* verhindern, dass sich diese Emulsionen wieder entmischen.

Säureregulatoren werden eingesetzt, um Lebensmitteln einen sauren Geschmack zu verleihen oder den Säuregehalt zu optimieren.

Verdickungs- und Geliermittel verwendet man, um die Konsistenz zu verändern.

Süßstoffe sind synthetische Süßungsmittel, die eine extreme Süßkraft haben und daher nur in geringen Mengen eingesetzt werden.

Zuckeraustauschstoffe haben, verglichen mit Zucker, etwa die halbe Süßkraft und werden deshalb auch in größeren Mengen benötigt. Haupteinsatzgebiete sind kalorienreduzierte Lebensmittel und zuckerfreie Süßigkeiten oder auch Arzneimittel.

Geschmacksverstärker haben selbst keinen oder nur einen geringen Eigengeschmack, können aber einen bereits vorhandenen Geschmack betonen.

Trennmittel bewirken, dass Lebensmittel rieselfähig bleiben und keine Klumpen entstehen. Auch bei der Herstellung von Tabletten werden Trennmittel verwendet, um ein

Ankleben an der Presse zu vermeiden.

Lebensmittel wie Mehl als Verdickungsmittel oder Rote-Bete-Saft zum Färben müssen nicht als Zusatzstoff deklariert werden. Auch Zusatzstoffe, die benötigt werden, um einen Zusatzstoff herzustellen, müssen auf dem Endprodukt nicht mehr aufgeführt werden.

In Deutschland dürfen generell nur solche Zusatzstoffe eingesetzt werden, deren Zulassung ausdrücklich erlaubt ist. Viele Zusatzstoffe sind allerdings gar nicht notwendig, das beweisen ökologische Lebensmittel, die überwiegend ohne auskommen. Sie haben die Wahl!

67. Darf ich wegen der Salmonellen kein Hähnchen mehr essen?

Salmonellen sind Bakterien, die überall in der Umwelt vorkommen, so z. B. im Erdreich oder auf Pflanzen. Sie können beim Menschen schwere Magen-Darm-Erkrankungen hervorrufen. Aber das Risiko, an Salmonellose zu erkranken, ist keineswegs so groß wie angenommen.

Prinzipiell kann jedes Nahrungsmittel Salmonellen enthalten: Wasser, Obst und Gemüse, Milchprodukte, Fleisch, Fisch und Meeresfrüchte. Nahrungsmittel tierischer Herkunft stellen jedoch ein größeres Risiko dar, weil sich Tiere, im Gegensatz zu Pflanzen, mit dem Erreger infizieren können. Dadurch wird die Ausbreitung der Salmonellen unter den Tieren und in der Umwelt begünstigt.

Zuchthähnchen werden deshalb regelmäßig auf Salmonellen untersucht. Dennoch kann es vorkommen, dass eine Salmonelleninfektion unentdeckt bleibt. Der Kot infizierter Tiere kann Futter und Trinkwasser verschmutzen und so die gesamte Geflügelschar mit den Bakterien infizieren. Artgerecht gehaltene Öko-Hühner haben übrigens deutlich weniger Salmonelleninfektionen als Hühner aus konventioneller Haltung.

Wenn Sie bei der Zubereitung von Geflügel die folgenden Hygieneregeln beachten, brauchen Sie keine Angst vor einer Infektion zu haben:

– Lagern Sie jegliches Fleisch stets im Kühlschrank. Bei Temperaturen von weniger als sieben Grad Celsius vermehren sich Salmonellen nicht. Tauen Sie tiefgekühlte Geflügelprodukte nur im Kühlschrank auf.

– Rohes Geflügelfleisch darf nicht mit anderen Lebensmitteln in Berührung kommen. Säubern Sie Küchengeräte vor der weiteren Verwendung gründlich und benutzen Sie keine Holzbrettchen. Reinigen

Sie Ihre Küchenarbeitsfläche und waschen Sie sich nach dem Kontakt mit dem Fleisch gründlich die Hände.

– Erhitzen Sie Geflügelfleisch vor dem Verzehr generell auf eine Temperatur von mindestens 70 Grad Celsius. So werden eventuell vorhandene Salmonellen zuverlässig abgetötet.

68. Soll ich jetzt auf Shrimps besser verzichten?
Ich bin von Freunden zum Sushi eingeladen. Soll ich ablehnen?

Bei der konventionellen Shrimps-Zucht werden die Tiere sehr eng in Zuchtbecken gehalten und erkranken deshalb leicht an bakteriellen Infektionen. Um dem vorzubeugen, benutzen die Züchter Antibiotika in hohen Dosierungen. Das dazu meist verwendete Arzneimittel ist Chloramphenicol. Es steht im Verdacht, das Erbgut zu schädigen, und ist deshalb schon seit Jahren innerhalb der EU verboten. Aus diesem Grund stoppte das Verbraucherschutzministerium 2002 den Import von Shrimps aus solchen Ländern, die das Medikament routinemäßig verwenden, z. B. China. Die Hersteller reagierten sofort: Sie

stiegen auf ein anderes, ebenfalls verbotenes Antibiotikum um …

Seit kurzem gibt es auf dem deutschen Markt Bioshrimps, zu deren Zucht keine Antibiotika oder Wachstumsförderer eingesetzt werden dürfen. Es wird darauf geachtet, dass nicht zu viele Tiere in den Becken sind. Ein spezielles, vorgeschriebenes Futter verhindert eine Überdüngung. Leider sind diese Kostbarkeiten noch nicht überall erhältlich. Wenn Sie also keine Biogarnelen bekommen können, lassen Sie besser die Finger davon, auch wenn Sie sie noch so gern mögen.

Sushi, das japanische Nationalgericht, erfreut sich auch bei uns zunehmender Beliebtheit. Verschiedene Zutaten wie Avocado, Gurken, Pilze, aber vor allem roher Fisch und Meeresfrüchte werden mit klebrigem Reis zu schmackhaften Häppchen kombiniert. Wenn Sie sich auf den Genuss eines vegetarischen Sushis beschränken, steht der Einladung zum japanischen Essen nichts im Wege. Sashimi besteht aus rohem Fisch und sollte, ebenso wie nicht durcherhitzte Fischprodukte, unbedingt gemieden werden. Durch den Verzehr können in Einzelfällen Listerien (S. 66) oder andere Krankheitserreger übertragen werden – Listerien vermehren sich besonders gern in vakuumverpackten Produkten.

Schwangere Frauen sollten daher

Sushi mit rohem Fisch und kalt geräucherte Produkte wie Forellenfilets, Räucher- oder Graved Lachs besser weglassen.

69. Ich esse gern Leberkäse. Spricht jetzt etwas dagegen?

Leberkäse enthält in den meisten Fällen Nitritpökelsalz als Konservierungsstoff. Das macht ihn appetitlich rosa, aber eigentlich ist dieser Zusatzstoff nicht notwendig. Öko-Metzger verzichten darauf, und ihre gesundheitsbewussten Kunden nehmen die etwas weniger ansprechende, blasse Produktfarbe gern in Kauf. Nitritpökelsalz ist auf jeden Fall deklarationspflichtig, sodass Sie sich informieren können. Vorsicht sollten Sie bei gebratenem Leberkäse walten lassen: Durch das Erhitzen von Nitrit und Eiweiß können so genannte Nitrosamine entstehen, die als Krebs erregend eingestuft werden. Aber wenn Sie sich nicht ausschließlich davon ernähren, spricht nichts gegen das Leberkäse-Brötchen in der Pause.

70. Ist Tatar in der Schwangerschaft wirklich gefährlich?

Verzichten Sie in der Schwangerschaft auf alle Zubereitungen mit rohem Fleisch: Tatar, Mett, Teewurst, aber auch das beliebte Carpaccio oder das Steak medium oder englisch. Denn rohes Fleisch kann Toxoplasmose-Erreger enthalten.

Zwar wird der Parasit Toxoplasma gondii meistens durch Katzenkot oder damit in Berührung gekommene Gartenerde übertragen, selten aber auch durch ungenügend gegartes Fleisch. Infizieren Sie sich damit erstmalig während der Schwangerschaft, kann das gefährlich für das Kind werden, obwohl Sie die grippeähnlichen Krankheitssymptome kaum bemerken würden. Hatten Sie bereits einmal eine Toxoplasmoseinfektion, sind Sie wahrscheinlich immun. Das lässt sich leicht durch einen Bluttest nachweisen, der in Deutschland leider nicht mehr routinemäßig zur Schwangerenvorsorge gehört. Er wird nur noch bei begründetem Verdacht von der gesetzlichen Krankenkasse erstattet.

Vorsorglich sollten Sie nach der Berührung von rohem Fleisch Ihre Hände gründlich waschen und keine Speisen aus rohem Fleisch verzehren.

Enthält Leberkäse Leber oder nicht?

Als Kurfürst Karl Theodor aus der pfälzischen Linie der Wittelsbacher 1778 den kinderlosen Kurfürsten Max III. Joseph von Bayern beerbte, brachte er seinen eigenen Metzger aus Mannheim mit an die Isar. Wenige Jahre später kreierte dieser eine Komposition aus fein gehacktem Schweine- und Rindfleisch, die in Brotformen gebacken wurde. Wegen der daraus resultierenden Form und der käseartigen Konsistenz nannte man die Neuschöpfung «Laibkas», mundartlich «Loabikas». Im Laufe der Zeit wurde er zu einem echten Bayern mit Namen «Leberkäs» und als Exportschlager weit über die weiß-blaue Landesgrenze hinaus bekannt. Mit Leber hat der Leberkäse also ursprünglich gar nichts zu tun. Und in der Tat enthält der originale, in Bayern hergestellte «Leberkäs» auch keine Leber.

Etwas anders sieht es außerhalb Bayerns aus. Hier verlangen die Leitsätze des deutschen Lebensmittelbuches für Fleisch und Fleischerzeugnisse als Bestandteil des Leber- oder Fleischkäses neben Rind- und Schweinefleisch auch Leber. Somit lässt sich die Frage, ob Leberkäse Leber enthält, nicht ganz eindeutig beantworten. Es kommt – wie so oft im Leben – ganz auf den regionalen Standpunkt an.

(Quelle: Metzgerei Hönnger, Dorndorf / Thüringen)

Und noch ein Tipp: Lassen Sie Ihre Hauskatze nicht herumstreunen, füttern Sie sie nicht mit rohem Fleisch und lassen Sie sich nicht von Ihrer Katze «küssen». Säubern Sie das Katzenklo nur mit Gummihandschuhen und lassen Sie das Katzenstreu möglichst häufig, am besten von einem anderen Familienmitglied, erneuern. Waschen Sie sich auch nach der Gartenarbeit gründlich die Hände.

Bitten Sie im Zweifelsfall Ihre Frauenärztin um eine Bestimmung Ihres Toxoplasmose-Titers.

71. Ich knabbere gern Trockenobst. Die meisten Produkte sind geschwefelt. Was bedeutet das eigentlich?

Eine wichtige Voraussetzung zur sauberen Trocknung von Obst ist die Keimfreiheit. Dazu setzt man Schwefeldioxid ein, das beim Verbrennen von Schwefel an der Luft entsteht. Geringe Mengen genügen schon, um Pilze und Bakterien abzutöten. Schwefel ist ursprünglich ein Geschenk des Vesuv und wurde von den Römern zusammen mit dem Wein nach Germanien gebracht. Schon in der Antike nutzte man Schwefel als Konservierungsmittel.

In großen Mengen ist Schwefel ein Vitamin-B_1-(Thiamin)-Räuber. Wie viele andere Zusatzstoffe ist Schwefel ein Additiv, auf das Sie verzichten können. Produzenten ökologischer Produkte dürfen keinen Schwefel einsetzen und müssen folglich bei der Herstellung sehr sorgfältig und sauber arbeiten. Gönnen Sie sich also lieber ungeschwefeltes Trockenobst aus dem Bioladen oder Reformhaus. Trockenobst enthält viele Mineralstoffe und fördert die Verdauung, ein Plus besonders in der Schwangerschaft. Vergessen Sie aber nicht, zusätzlich reichlich zu trinken.

72. Ich hörte, Erdnüsse sollte man in der Schwangerschaft nicht essen. Warum nicht?

Es gibt zurzeit einen Gelehrtenstreit darüber, ob Schwangere auf Erdnüsse wirklich verzichten sollten.

Erdnüsse gehören zu derselben botanischen Familie wie Erbsen, Bohnen und Linsen und verfügen über mehr als 25 % pflanzliches Eiweiß. Auch die enthaltenen Fette sind sehr wertvoll. Erdnüsse enthalten zahlreiche Vitamine, u. a. E und B, sowie Mineralstoffe, z. B. Kupfer, Magnesium, Phosphor, Selen, Zink und Kalium. Sie sind also eigentlich für die Ernährung in der Schwangerschaft ideal.

Nun hat man in Großbritannien im Rahmen der allergologischen Forschung festgestellt, dass dort Allergien gegen Erdnüsse bei Kindern auf dem Vormarsch sind: Inzwischen sind es 3 % aller Kinder, vor sechs Jahren war es nur 1 %. Über das Blut oder die Muttermilch gelangen eventuelle mütterliche Antigene aus dem Eiweiß der Bohnenpflanze in den Körper der Kinder und können so schon sehr früh eine Allergie veranlagen. Deshalb empfiehlt ein Komitee der britischen Regierung Schwangeren generell den

Verzicht auf Erdnüsse oder Erdnuss-produkte.

Gerade in den Industrienationen lässt sich in den letzten Jahren eine Zunahme allergischer Erkrankungen feststellen. Es ist sicher nicht allein damit getan, risikobehaftete Lebens-mittel generell zu meiden. Wir wüss-ten dann nämlich schon bald nicht mehr, was wir überhaupt noch essen sollen. Auch auf Milch, Weizen, Tomaten oder Erdbeeren reagieren viele Menschen mit Unverträglich-keit. Wichtig ist auf jeden Fall eine hochwertige Qualität der Lebens-mittel. Wenn aber in Ihrer Familie Allergien bekannt sind, sollten Sie sicherheitshalber auf Erdnüsse verzichten.

73. Was kann ich tun, wenn mich der Heiß-hunger überfällt?

Der Grund für Ihre plötzlichen Heiß-hungerattacken, die man auch «Pica» nennt, liegt vor allem in der hormo-nellen Umstellung Ihres Organis-mus. Fast alle Schwangeren verspü-ren hin und wieder Heißhunger auf bestimmte Speisen. Gestehen Sie sich diese Gelüste ruhig zu und essen Sie, worauf Sie gerade Appetit haben. Dadurch sind Sie gewiss nicht fehl-ernährt.

Wenn Ihnen allerdings ständig der Sinn nach Schokolade, Torte oder Ähnlichem steht, sollten Sie diesem Verlangen nur kontrolliert nachge-ben. Versuchen Sie dann, Ihren Appetit auf Süßes auch mit Obst, Trockenfrüchten oder einem Vollkorn-honigbrot zu stillen. Gelüste auf Saures lassen sich, vor allem im Herbst oder Winter, mit frischem Sauerkraut oder Rohkost stillen. Wenn Sie eine ausgewogene Nähr-stoffversorgung beachten, können Sie nichts falsch machen.

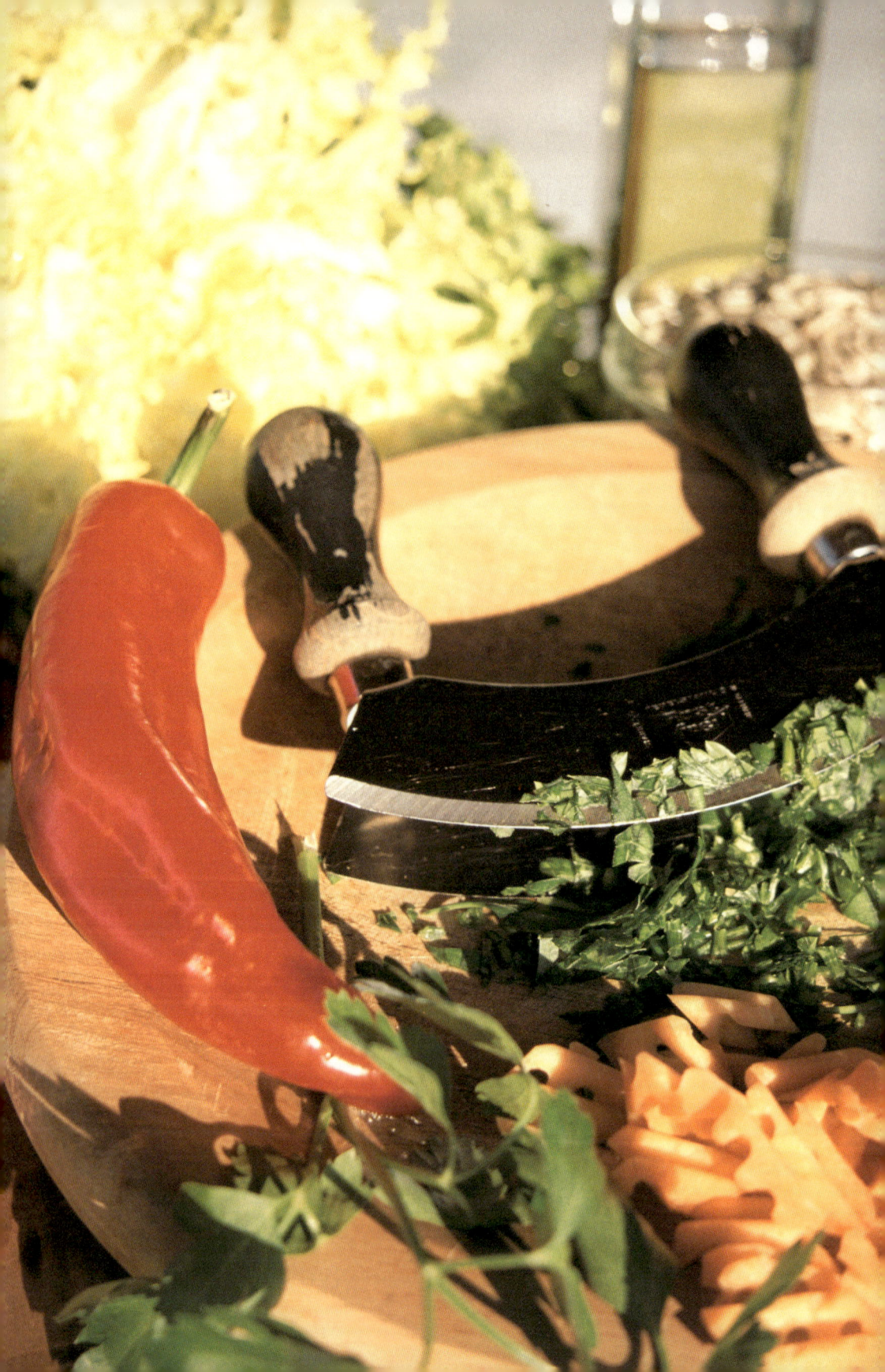

KAPITEL 8 | *Rund um die Zubereitung*

Fragen Nr. 74 – 80

74. Gibt es etwas, was ich beim Kochen besonders beachten sollte?

Legen Sie schon beim Einkauf Wert auf Qualität. Beachten Sie das Mindesthaltbarkeitsdatum, besonders bei vakuumverpackten Produkten. Die Verpackung sollte unbeschädigt und Tiefkühlware keinesfalls angetaut sein.

Bei allen tierischen Lebensmitteln, z. B. rohen Eiern, Roh- und Vorzugsmilch, rohem Fleisch, insbesondere Hackfleisch und Geflügel, ist ausreichendes Erhitzen wichtig. Lagern Sie diese Lebensmittel immer im Kühlschrank und bewahren Sie sie getrennt von anderen Lebensmitteln auf.

Alle übrigen Lebensmittel lagern Sie am besten kühl und trocken.

Konservendosen, deren Deckel sich bläht, müssen Sie sofort wegwerfen (S. 14).

In der Küche sollten Sie auf Sauberkeit achten und sich beim Umgang mit rohem Fleisch oder Geflügel häufig die Hände waschen. Benutzen Sie heiß abwaschbare Arbeitsflächen und wechseln Sie Spül- und Küchentücher häufig.

Beim Zubereiten der Speisen versuchen Sie, möglichst viele der wertvollen Inhaltsstoffe zu erhalten.

Das Garen über Dampf ist dazu ideal. Auch das Dünsten mit wenig Flüssigkeit ist eine schonende Zubereitungsart. Wenn Sie etwas kochen möchten, erhitzen Sie das Gut mit nur wenig Flüssigkeit kurz bei hoher Temperatur und kochen es dann sanft mit niedriger Temperatur weiter.

Braten Sie mit wenig Fett und nicht zu dunkel.

Generell sollten Speisen nicht zu lange gekocht und nicht warm gehalten werden. Lassen Sie einen Rest lieber abkühlen und erhitzen Sie ihn nochmals, allerdings besser nicht in der Mikrowelle, weil auch dadurch wertvolle Inhaltsstoffe denaturiert werden.

75. Was halten Sie von der asiatischen Küche?

Die asiatische Küche vereinigt unterschiedlichste Einflüsse, die die Geschichte der jeweiligen Herkunftsländer spiegeln, und ist eine der raffiniertesten und phantasievollsten Küchen der Welt. Farbe, Aroma und Gewürze spielen bei der Zubereitung der Speisen eine wichtige Rolle. Schon allein diese Zusammensetzung ist oft ein Fest für die Sinne. Sie hat ihren Ursprung in der genauen Kenntnis der Heilkraft von Kräutern und Gewürzen.

Die Gerichte basieren meistens auf Getreide, Tofu (S. 80 f.) und Gemüse. Fisch oder Fleisch sind in der ursprünglichen asiatischen Küche kleine, aber feine Beilagen. Alle Speisen werden stets frisch zubereitet. Die asiatische Küche ist unkompliziert, vielseitig, leicht und gut verträglich. Gerade das hat sie in Europa in den letzten Jahren so beliebt gemacht.

Ein Grundsortiment an typischen Gewürzen wie Ingwer, Sternanis, Kokosmilch, Koriander, Zitronengras, Chili, Kurkuma gehört zur Grundausstattung. Wenn Sie sich die kostbaren Gewürze nicht alle auf einmal zulegen möchten, greifen Sie auf fertige Würzmischungen, z. B. «Asiatische Küche, bio» von *Lebensbaum*, zurück.

Das wohl wichtigste Kochgerät, den Wok, gibt es mittlerweile in vielen unterschiedlichen Ausführungen, die seinen Einsatz auf allen Herdarten ermöglichen.

Wenn Sie auch beim Braten im Wok die allgemeinen Hinweise, z. B. das Durchbraten von Fleisch, berücksichtigen, sind Ihrer Phantasie keine Grenzen gesetzt. Verwenden Sie zum Braten immer ein hochwertiges Pflanzenöl wie Sesam- oder Erdnussöl.

Sicherlich werden Sie zu Ihren Gerichten Reis servieren. Bevorzugen Sie dann einen Vollkornreis, z. B.

Echter Vollkorn-Basmatireis von *Rapunzel*.

Und das Wichtigste: Machen Sie es wie in Asien – nehmen Sie sich Zeit und Ruhe zum Essen!

76. Kann ich ohne Bedenken weiter so oft italienisch essen?

Die auf der ganzen Welt beliebte italienische Küche ist traditionell eine Küche der Bauern, Schäfer, Fischer und Handwerker. Sie ist einfach, «ehrlich» und schmackhaft, verwendet fast ausschließlich naturreine Zutaten und hat aufgrund der unterschiedlichen regionalen Provenienzen unglaublich viele Geschmacksnuancen. Ausgiebig wird Gebrauch gemacht von allem, was Feld, Wald, Wiesen und das Meer zu bieten haben: Pilze, Wild, Nüsse, Wildkräuter, Fische, Meeresfrüchte und weitere Schätze der Natur, wie z. B. Trüffel. Kein Wunder also, dass für beinahe jeden etwas dabei ist.

Aromatische Kräuter und Gemüse, kostbares natives Olivenöl und reife, pralle Früchte locken Jahr für Jahr Gourmets aus aller Herren Länder an den Stiefel. Wenn Sie hin und wieder einige Vollkornprodukte ergänzen, ist die gesunde italienische Küche ideal für die Schwangerschaft. Hierzu ein schnelles Beispiel:

Spaghetti mit Basilikumsoße

500 Gramm Vollkornspaghetti in Salzwasser kochen. Währenddessen 40 Gramm frisch gehackte Basilikumblätter, 4 klein geschnittene Knoblauchzehen, $\frac{1}{8}$ l Olivenöl, 2 TL Zitronensaft und 2 zerlassene EL Butter als Soße vermengen. Mit frischem Parmesankäse reichen.

Und (Sauerteig-)Pizza selber machen ist auch nicht schwer:

250 Gramm Weizen- und 250 Gramm Roggenmehl, 1 Päckchen Fertigsauerteig, $\frac{1}{2}$ TL Salz, 1 Prise Koriander, 4 EL Joghurt, $\frac{1}{8}$ l Wasser mit der Küchenmaschine durchkneten. Den Teig mit einem Tuch bedeckt 20 Minuten gehen lassen. Auf dem gefetteten Backblech ausrollen. Zum «Abdichten» kommen etwas Öl und eine Schicht Parmesankäse auf den Teig. Mit frisch geschnittenen Tomaten, Oliven, Mozzarellascheiben, Basilikum, Oregano und Zwiebelringen belegen. Bei 250 °C ca. 10 – 15 Minuten backen.

77. Mein Mann und ich wollen noch einmal Urlaub im Süden machen. Was muss ich beim Essen beachten?

Reisemediziner warnen, dass südlich der Alpen das Risiko für Durchfall und Leberentzündung durch das Hepatitis-A-Virus deutlich ansteigt. In vielen ländlichen Gegenden wird noch mit Fäkalien gedüngt, mit Darmbakterien verschmutzte Feldfrüchte können – wie in Zisternen gesammeltes Trinkwasser – Kolibakterien übertragen und den Urlaub mit Durchfall vermiesen. Schon in Italien gilt die alte Globetrotterweisheit: «Peel it, cook it, boil it or forget it!» («Schäl es, brat es, koch es oder vergiss es!») Sie sollten kein Wasser aus der Leitung trinken, sondern es vor dem Trinken 10 Minuten kochen oder generell (stilles) Mineralwasser aus verschließbaren Flaschen verwenden. Das reichlich angebotene Obst muss geschält werden. Greifen Sie statt zu frischem Salat lieber zu einem der zahlreichen Gerichte mit gedünstetem Gemüse. Das meist verwendete Olivenöl ist gesund, kann aber, wenn Sie es nicht gewohnt sind, eine abführende Wirkung haben. Darmkrämpfe können Wehen auslösen – seien Sie mit Olivenöl also sparsam. Gewürze wie

Oregano, Rosmarin und Basilikum sind die meisten Schwangeren aus der multinationalen Küche gewohnt. Fragen Sie Ihre Ärztin, ob sie bei Ihrem Reiseziel eine Impfung gegen Hepatitis A für angebracht hält.

78. Ich habe wenig Zeit zum Kochen. Gibt es einfache Rezepte für vollwertige Ernährung?

Eine gesunde Ernährung auf Basis von Vollgetreide ist sehr schmackhaft und kommt der heutigen Situation vieler berufstätiger, schwangerer Frauen oder Frauen mit Kindern entgegen. In Naturkostläden gibt es mittlerweile eine Vielzahl von Getreideprodukten, die sich schnell zubereiten lassen. Hier einige Beispiele mit Hirse.

Hirsebrei

1 l Wasser mit einer Vanillestange, einer Zimtstange und einer Prise Salz zum Kochen bringen. 250 Gramm Hirse hinzufügen. 10 Minuten leicht köcheln, 20–25 Minuten quellen lassen. Mit Sanddornsaft, Honig und frischer Sahne abschmecken.

Hirse-Gemüsesuppe

Ca. 750 Gramm gemischtes Gemüse der Saison putzen, klein schneiden und mit 1 l Wasser, 2 TL gekörnter Hefebrühe und 2 TL Gemüsebrühepaste ansetzen. Wenn es kocht, 200 Gramm Hirse hinzufügen und bei mäßiger Hitze ca. 30 Minuten kochen lassen. Vor dem Servieren 200 Gramm saure Sahne unterheben.

Hirsebuletten mit Möhrengemüse

Für die Buletten ¾ l Wasser mit 1 TL gekörnter Hefebrühe, 1 TL Gemüsebrühepaste, 1 TL Salz und 1 Bund Suppengrün kochen. Hirse zugeben und 10 Minuten kochen, 20 Minuten ausquellen lassen. Zur abgekühlten Hirse 2 fein geschnittene Zwiebeln, 2 EL gehackte Petersilie, 1 EL Majoran und 5 EL Hefeflocken rühren. Aus dem Teig kleine Frikadellen formen und in Vollkornsemmelbröseln wälzen. In der Pfanne knusprig braten.
Für die Beilage 3 EL Butter im Topf schmelzen, 2 TL Zucker und 500 Gramm in Scheiben geschnittene Möhren dazu geben. Unter Rühren leicht karamellisieren lassen. Mit Pfeffer und Salz würzen und bei geschlossenem Topf ca. 15 Minuten dünsten. Vor dem Servieren mit reichlich Petersilie bestreuen. Dazu schmecken frische Kartoffeln.

Hirsebratlinge

300 ml Gemüsebrühe zum Kochen bringen. 100 Gramm Hirse zugeben und zugedeckt 20 Minuten köcheln lassen. 2 EL Sojamehl mit 4 EL Wasser verrühren und zusammen mit 4 EL Haferflocken unter die Hirse mengen. Mit Pfeffer, Salz und Majoran würzen. Etwas abkühlen lassen. Kleine Bratlinge formen und von beiden Seiten in Öl braten. Passt zu allen Salaten der Saison.

79. Tofu soll gerade für Schwangere sehr gesund sein. Stimmt das?

Tofu bezeichnet man auch als Bohnenquark, weil er, ähnlich wie Quark bei der Milchgerinnung, beim Stocken von Sojamilch entsteht. Der rein pflanzliche Tofu ist leicht verdaulich, kalorienarm, reich an B-Vitaminen und Mineralstoffen und enthält wichtige pflanzliche Eiweiße.

Besonders wertvoll ist Tofu, wenn er mit Getreide kombiniert wird. Die Ergänzung der Eiweißbausteine von Tofu und Getreide steigert den Nährstoffgehalt. Durch die Kombination mit anderen Zutaten und verschiedenen Gewürzen passt er sich jeder beliebigen Geschmacksrichtung an.

Es gibt zwei frische Tofuarten: Der *Seidentofu* ist weiß, weich, zart und cremig und kommt eigentlich aus der japanischen Küche. Er wird dort traditionell in Suppen oder leicht angewärmt mit Sojasoße genossen. Seidentofu eignet sich aufgrund seiner Konsistenz auch hervorragend für cremige Desserts und Nachspeisen (s. Rezept).

Die zweite, festere Variante ist ursprünglich in China beheimatet. Der *chinesische Tofu* hat eine eher feste Beschaffenheit. Er wird gerne angebraten oder frittiert und ist auch als geräucherte Variante im gut sortierten Naturkostladen erhältlich. Tofuprodukte in *Demeter*-Qualität gibt es von *Taifun*, einem deutschen Hersteller, der 50 % seines gentechnikfreien Sojabedarfs aus heimischem (!) kontrolliert-biologischem Anbau bezieht.

Für die Ernährung in der Schwangerschaft ist Tofu sehr empfehlenswert, weil der Verzehr von Sojaeiweiß zu einer verringerten Ausscheidung von Calcium führt bzw. die Einlagerung von Calcium in den Knochen positiv beeinflusst wird. Auch der hohe Gehalt an Magnesium und Kalium macht Tofu zu einem wertvollen Nahrungsmittel nicht nur in der Schwangerschaft. Die folgenden Rezepte sind ein Auszug aus der Rezeptsammlung von *Taifun* (s. Serviceteil, S. 104), die Ihnen auch im Internet zur Verfügung steht.

Feldsalat mit Räuchertofu

300 Gramm Feldsalat, geputzt,
250 Gramm Räuchertofu
Für die Soße: 5 EL Olivenöl, 1 EL
Essig, 1 TL Balsamico-Essig, 1 EL
Sonnenblumenkerne oder Sesam,
Meersalz, schwarzer Pfeffer
Sie schneiden den Räuchertofu in
kleine Würfel und braten ihn in
wenig Öl bei mittlerer Hitze gold-
braun. Etwas abgekühlt vermengen
Sie ihn mit dem Feldsalat und der
gemixten Salatsoße.

Tofu-Champignon-Ragout

300 Gramm Tofu, 4 mittlere Zucchini,
200 Gramm Champignons, 1 Zwiebel,
1 Knoblauchzehe, 100 ml Sojasoße,
200 Gramm Sauerrahm, 100 ml
trockener Weißwein (ersatzweise
Gemüsebrühe), 100 Gramm Sahne,
Estragon, Salz, Cayenne- und
schwarzer Pfeffer
Sie würfeln den Tofu, braten ihn
ca. 10 Minuten und löschen ihn mit
Sojasoße ab. Die ebenfalls gewürfel-
ten Zucchini dünsten Sie mit klein
geschnittenem Knoblauch und
Zwiebeln an und fügen dann die
geschnittenen Pilze hinzu.
Nach etwa 2 Minuten löschen Sie
mit dem Weißwein (oder Gemüsebrühe) ab, geben Sauerrahm und
Sahne dazu und würzen mit Estragon, Salz, Cayenne- und schwarzem
Pfeffer.

Den Tofu geben Sie zu und lassen ihn
noch 2 Minuten mitköcheln.
Beilage: Reis, Nudeln oder Kartoffeln

Apfel-Bananen-Dessert mit Seidentofu

400 Gramm Seidentofu, 300 Gramm
Apfelmus, 2 große Bananen, 1 Prise
Salz, etwas Zimt
Sie pürieren die Zutaten im Mixer
schaumig, füllen die Creme in Des-
sertschalen und stellen sie kühl.

80. Muss ich Leitungs-wasser länger abkochen, damit es für mein Kind nicht schädlich ist?

Die Trinkwasserqualität in Deutschland ist erwiesenermaßen besser als
manche Mineralwasserqualität. Laut
staatlich überwachter Trinkwasser-
Verordnung dürfen nämlich schädliche Bakterien im Trinkwasser überhaupt nicht enthalten sein. Daher
reicht das Aufkochen von Wasser aus,
um «normale» Keime abzutöten. In
Wasserfiltern, in denen das Wasser
einige Zeit bei Raumtemperatur steht,
vermehren sich Bakterien allerdings
sehr schnell. Sicherheitshalber
kochen Sie so gefiltertes Wasser
einige Minuten ab.

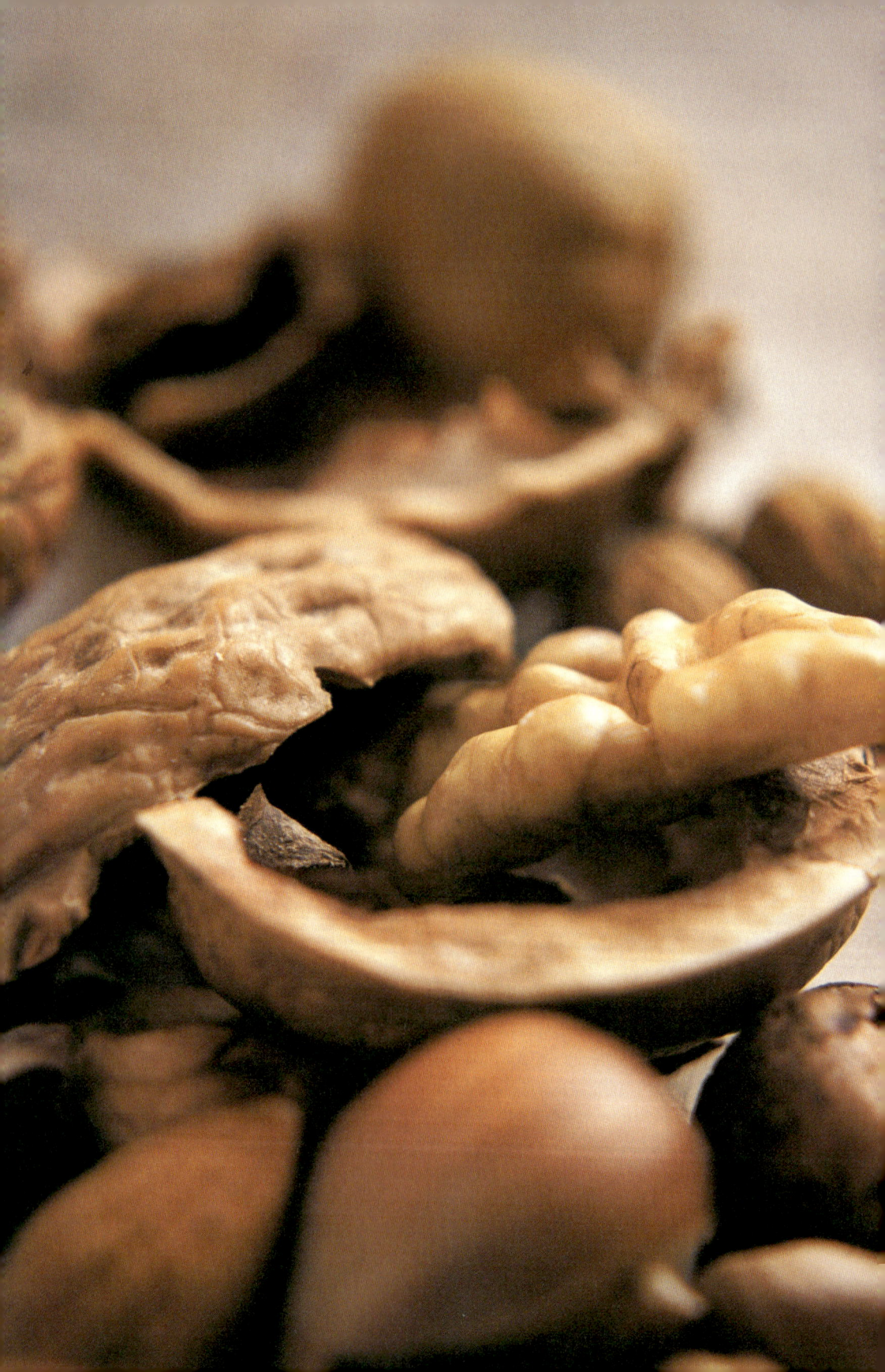

KAPITEL 9 | *Beschwerden lindern*

Fragen Nr. 81 – 90

81. Wie kann ich Venenbeschwerden vorbeugen?

Achten Sie auf gute und regelmäßige Verdauung und nehmen Sie nicht zu viel zu, da dadurch Ihre Venen zusätzlich belastet würden. Ernähren Sie sich ballaststoffreichreich: mit Vollkornprodukten, frischem Obst und Gemüse oder Trockenobst. TrinkenSie möglichst 2,5 Liter pro Tag (S. 51 f.). Verwenden Sie beim Kochen nur hochwertige pflanzliche Öle mit mehrfach ungesättigten Fettsäuren wie Weizenkeim- oder Erdnussöl. Sie schützen vor Ablagerungen an den Gefäßwänden und beugen den gefürchteten Venenentzündungen vor. Essen Sie viel Vitamin-C-haltiges Obst und Gemüse, das stärkt die Zellwände.

Sehr nützliche Tipps, wie Sie Ihre Schwangerschaftsbeschwerden sonst noch lindern können, finden Sie im Buch: «Ich bin schwanger: natürlich pflegen und heilen» von Birgit Laue (s. Buchempfehlungen).

82. Was kann ich gegen mein Sodbrennen tun?

Viele Frauen leiden in der Schwangerschaft unter Sodbrennen. Es entsteht durch den sauren Magensaft, der in die empfindliche Speiseröhre zurückfließt. Normalerweise passiert das nicht, weil ein ringförmiger Muskel den Übergang von der Speiseröhre zum Magen verschließt. Durch die hormonelle Umstellung ist die Spannung vieler Muskeln etwas herabgesetzt, auch beim so genannten Magenpförtner ist das so.

Zur Vorbeugung meiden Sie frittierte und sehr fettige Speisen und essen häufiger, aber weniger. Kauen Sie gründlich und verzichten Sie auf Süßigkeiten oder stark säurehaltige Lebensmittel. Ein Fencheltee nach dem Essen wirkt harmonisierend auf die Verdauungsorgane. Auch ein Glas Milch zwischendurch kann hilfreich sein. Nüsse, Mandeln oder Haferflocken binden überschüssige Säure.

83. Gibt es etwas gegen meine Blähungen?

Blähungen sind meistens ein Anzeichen eines unvollständigen Abbaus der Nahrung oder einer Darmträgheit. Durch das Wachstum der Gebärmutter hat der Darm im Verlaufe der Schwangerschaft immer weniger Platz und wird zusätzlich durch den geminderten Muskeltonus in seiner Peristaltik (fortschreitende Bewegung eines Hohlorgans) behindert.

Ätherische Öle in Gewürzen wie

Kümmel, Anis oder Fenchel oder ein Tee aus diesen Früchten lösen Krämpfe und helfen beim «Abtransport» der Winde. Verzichten Sie auf stark blähende Nahrungsmittel und kohlensäurehaltige Getränke.

84. Was kann ich gegen Verstopfung tun?

Viele Frauen leiden in der Schwangerschaft vorübergehend unter einer Darmträgheit. Dem lässt sich meist durch ballaststoffreiche Ernährung begegnen. Ballaststoffe sind in Vollgetreide, Salaten, Obst und Gemüse enthalten. Trinken Sie dazu mindestens 2 Liter am Tag.

Ein träger Darm lässt sich auch durch gesäuerte Milchprodukte wie Kefir, Butter- oder Schwedenmilch, Sauerkrautsaft oder «Kanne Brottrunk» auf Trab bringen. Meiden Sie Süßigkeiten. Faserreiche Quellstoffe wie Leinsamen oder Weizenkleie regen die Verdauung ebenso an wie eingeweichte Trockenpflaumen. Hilfreich sind auch alle magnesiumreichen Lebensmittel, da sie den Stuhlgang weicher machen.

Bei starken Beschwerden: Holen Sie sich fachlichen Rat. Nehmen Sie auf keinen Fall von sich aus ein Abführmittel, weil dadurch Wehen ausgelöst werden könnten!

85. Was kann ich gegen meine morgendliche Übelkeit tun?

Oft ist die morgendliche Übelkeit das erste Anzeichen der Schwangerschaft, unter dem viele Frauen zu leiden haben. Zum Glück verschwindet sie in den meisten Fällen nach den ersten drei Monaten von allein.

In der Nacht sinkt Ihr Blutzuckerspiegel stark ab. Wenn Sie morgens noch im Bett langsam eine gesüßte Tasse Tee trinken, wird die Übelkeit gelindert. Stellen Sie sich eine Thermoskanne schon abends ans Bett oder lassen Sie sich von Ihrem Partner versorgen. Stehen Sie dann langsam auf und vermeiden Sie ruckartige Bewegungen. Hilfreich sind die Bitterstoffe aus der weißen Schale einer Zitrone oder Grapefruit (aus Bioanbau), die Sie in kleinen Mengen kauen können.

86. Mein Mann ist Neurodermitiker. Kann ich das Allergierisiko unseres Kindes beeinflussen?

Die Ernährung während der Schwangerschaft kann sich auf die Allergieentstehung beim Kind auswirken. Besonders Kuhmilch und Weizen sind

Allergene, deren Genuss Sie bei bekannter familiärer Allergieneigung einschränken können. Ersatz liefern gesäuerte Milchprodukte und Dinkel. Über den Einfluss von Erdnüssen haben wir bereits in Frage 72 gesprochen.

Stillen Sie Ihr Kind mindestens ein halbes Jahr voll, das ist die beste Allergievorbeugung. Lassen Sie sich von Ihrer Hebamme oder Ihrer Frauenärztin beraten.

87. Was hat mein erhöhter Blutzuckerspiegel zu bedeuten?

Der Blutzuckerspiegel kann aufgrund der veränderten Stoffwechsellage besonders in der zweiten Schwangerschaftshälfte hin und wieder erhöht sein. Ein einzelnes Laborergebnis ist aber noch kein sicheres Anzeichen eines Schwangerschaftsdiabetes.

Nehmen Sie die empfohlenen Vorsorgetermine aber auf jeden Fall wahr. Bleibt Ihr Blutzuckerspiegel nämlich über längere Zeit erhöht, bildet das Kind aus dem bereitgestellten Zucker Fettgewebe. So wird es unter Umständen sehr schwer.

Verzichten Sie auf Zucker, Süßigkeiten und Weißmehlprodukte (S. 94 f.). Greifen Sie stattdessen zu Vollkorn, Kartoffeln, Nudeln und Gemüse und essen Sie mehrere kleine Mahlzeiten am Tag. Bewegen Sie sich viel an der frischen Luft, gehen Sie schwimmen oder fahren Sie Rad.

88. Bei mir wurde ein Schwangerschaftsdiabetes festgestellt. Ist das gefährlich?

Schwangerschaftsdiabetes, auch Gestationsdiabetes genannt, ist eine Form der Zuckerkrankheit, die während der Schwangerschaft entsteht und nach der Geburt in den meisten Fällen wieder verschwindet.

Durch die erhöhte Stoffwechseltätigkeit in der Schwangerschaft steigt der Bedarf an Insulin, einem Hormon, das für die Aufnahme von Zucker in die Zellen verantwortlich ist. Kann die Bauchspeicheldrüse den vermehrten Bedarf nicht ausgleichen, wird zu wenig Insulin bereitgestellt, und es kommt zu einem permanent erhöhten Blutzuckerspiegel. Der Bedarf an Insulin wird zusätzlich durch Übergewicht, Bewegungsmangel und eine ungesunde Ernährung erhöht.

Da er normalerweise keine Beschwerden macht, zeigt sich ein Gestationsdiabetes meist erst an seinen Folgeerscheinungen wie einer vermehrten Fruchtwasserbildung. Für das ungeborene Kind ist ein Gestationsdiabetes gefährlich. Zum einen ist die Durchblutung des Mutterkuchens nicht optimal gewährleistet, zum anderen aber ist das Kind auch unmittelbar von dieser Stoffwechselstörung betroffen. Entwicklung und Ausreifung sind oftmals verzögert.

Die Therapie der Wahl besteht heute vor allem in einer Ernährungsumstellung: Schränken Sie Ihren Fettverzehr ein und verwenden Sie beim Kochen so wenig Fett wie möglich. Grillen, backen, kochen oder dünsten Sie Ihr Essen. Behalten Sie sich Kuchen oder Süßigkeiten für besondere Anlässe vor und achten Sie auf «gute» Kohlenhydrate aus Vollkorngetreide, Kartoffeln oder Vollkornnudeln.

Nur wenn diese Diät nicht zum Erfolg führt, muss Insulin gespritzt werden. Sprechen Sie mit einem Diabetologen und nutzen Sie eine Ernährungsberatung.

89. Pro Schwangerschaft soll man einen Zahn verlieren. Stimmt das?

Früher dachte man, das Kind decke seinen Kalziumbedarf aus dem Kalziumanteil der Zähne seiner Mutter. Dieser Glaube ist mittlerweile wissenschaftlich widerlegt.

Das Zahnfleisch ist allerdings in der Schwangerschaft verstärkt durchblutet und wird dadurch weicher und anfälliger gegenüber Entzündungen und Zahnfleischbluten. Pflegen Sie Ihre Zähne gut und gehen Sie regelmäßig zum Zahnarzt.

90. Soll ich wegen meines niedrigen Blutdrucks meine Ernährung umstellen?

Mit Bewegung trainieren Sie Ihren Kreislauf und beugen Schwindel und Rückenschmerzen vor. Besonders empfehlenswert sind Ausdauersportarten (Spazierengehen, Schwimmen, Gymnastik, Radfahren), am besten 3 x wöchentlich eine halbe Stunde. Wenn Sie sich gesund und ausgewogen ernähren, brauchen Sie sich nur nach Ihrem Appetit zu richten. Bei sportlicher Betätigung haben Sie einen erhöhten Bedarf an essenziellen Aminosäuren, an Spurenelementen wie Magnesium, Kalium und Kalzium sowie an Vitaminen aus der B-Gruppe, C und E. Vollwertkost mit Vollkorngetreide, Nüssen, pflanzlichen Ölen, Gemüse und Obst ist der ideale Lieferant für diese Vitamine. Vergessen Sie nicht, Ihrem Durst entsprechend Mineralwasser, Tee oder frisch gepresste Säfte zu sich zu nehmen.

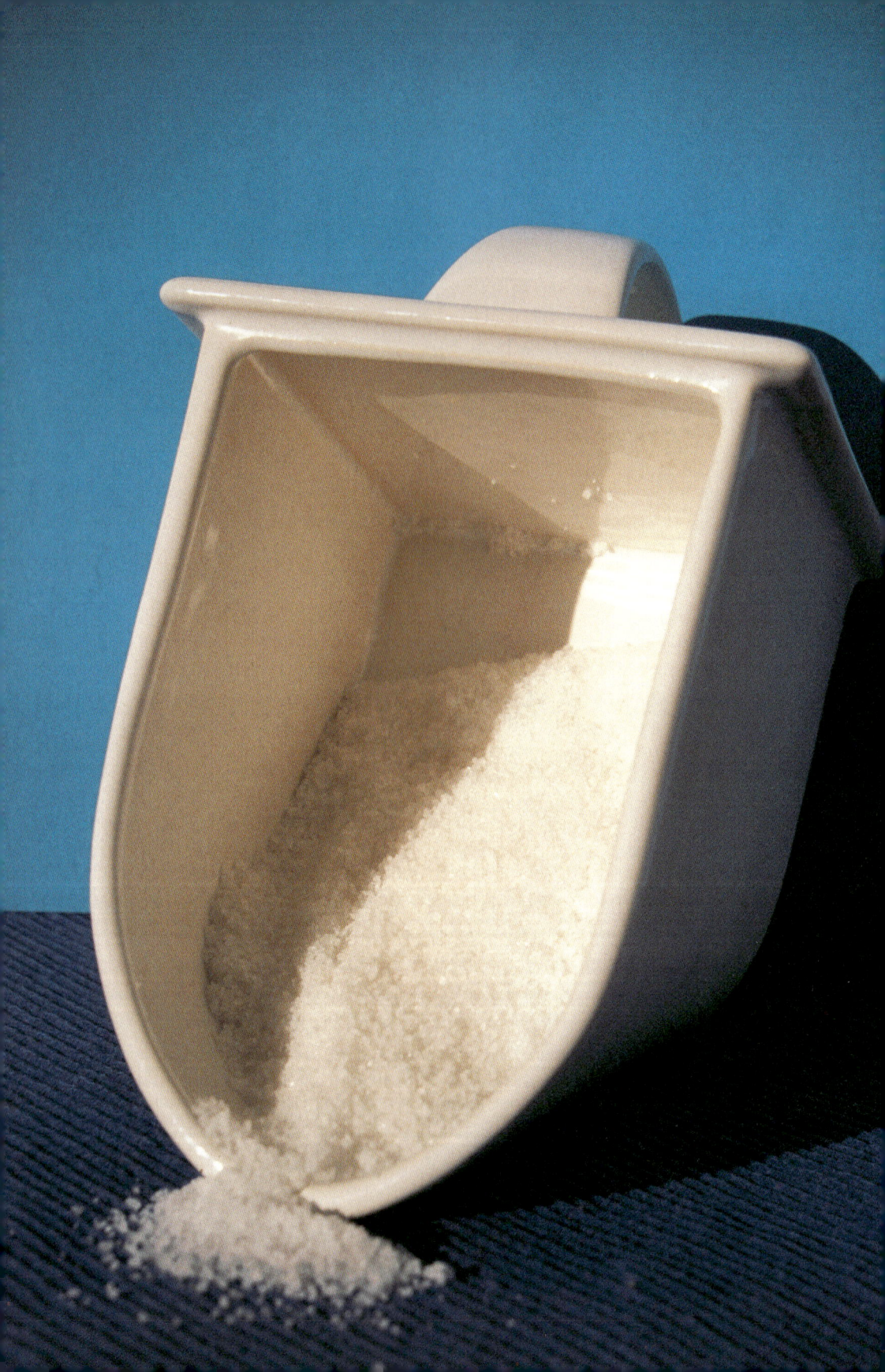

Kapitel 10 | *Gestose: Das Salz in der Suppe*

Fragen Nr. 91–100

Die diätetische Einstellung einer hypertensiven Schwangerschaftserkrankung ist ein sehr spezielles Feld der Ernährungsmedizin. An dieser Stelle danke ich der Expertin Sabine Kuse von der AG Gestose-Frauen für die kompetente und engagierte Beantwortung der Fragen zu diesem Themenkomplex.

91. Ich bin in der 30. Schwangerschaftswoche und habe seit einigen Tagen schon morgens Wasser in den Händen und Füßen. Soll ich jetzt entwässernde Tees trinken und Reis-Obst-Tage einlegen?

In der Vergangenheit empfahl man Reis-Obst-Tage und entwässernde Tees, wenn Wassereinlagerungen vor der 36. Woche auftraten. Mittlerweile weiß man, dass diese Maßnahmen nicht nur unwirksam sind, sondern sogar Schaden anrichten können.

Oft entstehen frühzeitige Wassereinlagerungen nämlich durch einen Mangel an den Nährstoffen, die Flüssigkeit in den Blutgefäßen festhalten sollen und damit helfen, die Blutmenge im Verlauf der Schwangerschaft zu erweitern. Zu diesen Nährstoffen gehören vor allem

Eiweiß (Nahrungsprotein) und neben einigen Vitaminen auch normales Kochsalz.

Auch die Energiemenge, die täglich mit der Nahrung aufgenommen wird, hat ihren Anteil an einer guten «Wasseraufnahmefähigkeit» der Blutgefäße. Wenn der Bedarf an diesen Nährstoffen also steigt und nicht in ausreichendem Maße gedeckt wird, zeigt der Körper dies durch Wassereinlagerungen (Ödeme) an.

Daher hilft am besten, durch eine Steigerung der Nährstoffaufnahme die Ursache zu beseitigen. Die Urinausscheidung steigt dann von ganz allein wieder an. Die Symptome sollten innerhalb weniger Stunden deutlich nachlassen und nach einigen Tagen sogar verschwunden sein.

92. Bei der Vorsorge in der 29. Schwangerschaftswoche wurde heute bei mir Eiweiß im Urin festgestellt. Was kann ich dagegen tun?

Eiweißausscheidungen im Urin können aus mehreren Gründen auftreten. Eine kleine Menge Eiweiß wird von fast jeder Schwangeren ausgeschieden, weil durch den Einfluss der Schwangerschaftshormone die Nierenzonen ein bisschen erschlaffen und die eigentlich zu großen Eiweißmoleküle nun durch die größeren Öffnungen hindurchpassen. Diese kleinen Mengen werden mit einem Plus in Klammern bezeichnet (+) und sind in der Regel kein Grund zur Sorge.

Auch bei Grippe oder Harnwegsinfekten tritt Eiweiß im Urin auf, weil der Körper versucht, die Bakterien mit Hilfe der weißen Blutkörperchen zu bekämpfen. Diese werden letztendlich mit dem Urin ausgeschieden.

Eine weitere Ursache kann Salzmangel sein. Während der Schwangerschaft steigt der Bedarf an Kochsalz ebenso wie an allen anderen Nährstoffen an. Darüber hinaus ist der Bedarf sogar abhängig vom aktuellen Körpergewicht und kann daher zwischen eineinhalb und bis zu vier Teelöffeln liegen. Wenn diese Menge nicht täglich neu aufgenommen wird, müssen die Nieren das vorhandene Natrium speichern, weil sie es für die Aufrechterhaltung der Blutmenge unbedingt brauchen. Dies führt zu einer Überlastung der Nieren und zu einer Schädigung bestimmter Nierenzonen. Diese Schädigung an den Nierenzellen kann ebenso zu Eiweißausscheidungen führen. Eine gute Salzaufnahme täglich (S. 92) hilft, diesen Eiweißausscheidungen vorzubeugen.

93. Ich bin in der 32. Schwangerschaftswoche und habe gelegentlich hohe Blutdruckwerte und Wassereinlagerungen. Meine Frauenärztin hat mir geraten, mich unbedingt eiweißreich zu ernähren. Warum ist das so wichtig?

Aus dem Protein, das in der Nahrung enthalten ist, wird in der Leber mit Hilfe der B-Vitamine, vor allem Vitamin B_6, das körpereigene Eiweiß Albumin hergestellt. Albumin bildet eine notwendige Grundlage für das Wachstum aller Zellen beim Baby. Es hat auch eine wichtige Funktion beim Speichern der Flüssigkeit in den Blutgefäßen. Die Flüssigkeit soll die Fließfähigkeit des Blutes in der Schwangerschaft verbessern, damit Ihre Gefäße und vor allem die kleinen Gefäße in der Plazenta immer gut durchblutet werden. So kann das Baby mit allen notwendigen Nährstoffen und Sauerstoff versorgt werden.

94. Ich habe gehört, dass man sich bei einer Gestose salzreich statt salzarm ernähren soll. Aber Salz bindet doch Wasser. Werden die Ödeme und der Blutdruckanstieg dann nicht noch schlimmer?

Salz bindet wirklich Wasser, und lange Zeit hat man geglaubt, dass das Salz das Wasser im Gewebe speichert. Seit ungefähr 30 Jahren ist bekannt, dass Salz, vor allem der Natriumanteil, Wasser in den Blutgefäßen bindet, dort, wo die Flüssigkeit dringend benötigt wird, um die blutverdünnende Wirkung zu gewährleisten. Wenn bei älteren Menschen mit Bluthochdruck- oder allgemein – bei Herz-Kreislauf-Erkrankungen – eine erhöhte Salzaufnahme zu einem Blutdruckanstieg führen kann, hat das andere Ursachen. Bei schwangeren Frauen steht die Ausweitung der Blutmenge und damit die bessere Fließfähigkeit des Blutes im Vordergrund. Wenn Nährstoffmangel zu Ödemen und so zu eingedicktem Blut führt, versucht der Körper, die Durchblutung und die Versorgung des Kindes aufrechtzuerhalten. Das kann er nur durch die Blutdruckerhöhung schaffen. Daher ist oft zu beobachten, dass

salzarme Ernährung gerade erst zu Ödemen und Blutdruckanstieg führt. Wenn diese Symptome bereits aufgetreten sind, wird eine salzreiche Ernährung häufig helfen, diese Symptome wieder weitestgehend, oft sogar vollständig zu beseitigen. Wenn Sie familiär bedingt zu Bluthochdruck neigen, könnte das Salz eine geringfügige Blutdrucksteigerung auslösen. Diese ist aber wesentlich weniger schlimm als eingedicktes Blut, welches das Kind weniger gut versorgen würde.

95. Wie viel Salz pro Tag soll ich denn jetzt mehr zu mir nehmen?

Der allgemeine Bedaf für Schwangere liegt bei ungefähr eineinhalb Teelöffeln täglich. Diese Menge gilt für ein Körpergewicht bis ungefähr 75 kg. Darüber hinaus steigt der Salzbedarf überproportional an, um ca. einen Teelöffel für jede weitere 10 kg Körpergewicht. Da die wasserspeichernde Wirkung nur ungefähr vier Stunden anhält, sollten diese Mengen gut über den Tag verteilt werden. Ein Überschuss würde von den Nieren recht bald wieder ausgeschieden werden, nur bei einem Mangel wird der Körper das Natrium speichern. Daher kann man bei diesen Mengen in der Regel auch nicht «übersalzen».

96. Wie kann ich das praktisch machen? Ich koche für die ganze Familie und kann ja den übrigen Familienmitgliedern nicht ständig «versalzenes» Essen anbieten.

Es gibt mehrere Möglichkeiten, diese höhere Salzmenge aufzunehmen. Ein bisschen mehr Salz als bisher wird vielleicht auch Ihrer Familie gut tun. Einen guten Überblick können Sie erhalten, wenn Sie morgens die für Sie angemessene Menge in ein kleines Gefäß, z. B. einen Eierbecher, füllen. Dann haben Sie immer einen Überblick, wie viel von der Tagesmenge Sie schon verbraucht haben. Sie können Ihre eigenen Speisen auf dem Teller nachsalzen und Ihre Zwischenmahlzeiten, z. B. Quark, mit Kräutern und Salz versehen. Viele Getränke wie Mineralwasser, Orangensaft und Milch schmecken auch mit einer Spur Salz gut. Wenn Sie keinen erhöhten Blutdruck haben, können Sie auch natriumreiches Mineralwasser trinken. Wenn Sie bei höherem Gewicht einen höheren Bedarf haben, kann es allerdings schwierig werden. Viele Frauen haben ganz gute Erfahrungen damit gemacht, diese Mengen, in kleinen Kapseln abgefüllt, gut verteilt über den Tag zu schlucken. Es gibt auch Salztabletten, diese Möglichkeit ist allerdings recht teuer und eher als «letzte» Rettung zu sehen.

97. In den ersten drei Monaten meiner Schwangerschaft habe ich sehr häufig erbrochen und mehrere Kilo an Gewicht verloren. Nun habe ich gelesen, dass dies die Entstehung einer Gestose begünstigen kann. Stimmt das?

Ich kann Ihnen darauf keine allgemein gültige Antwort geben. Es ist möglich, dass trotz Erbrechens und Gewichtsabnahme genügend Nährstoffe und Flüssigkeit im Körper geblieben und dann die Einnistung und das Wachstum der Plazenta normal verlaufen sind. Nur wenn Sie durch das Erbrechen viel Flüssigkeit verloren haben, könnte die Plazenta möglicherweise ein bisschen kleiner gewachsen sein. Allerdings wächst die Plazenta bis ungefähr zur 20. Schwangerschaftswoche, und es kann noch genügend Zeit geblieben sein, das Wachstum aufzuholen. Manchmal bleibt sie allerdings auch nach diesem Zeitpunkt zu klein, dann würde der Körper der Mutter später versuchen, dies durch Blutdrucksteigerungen auszugleichen. Darum wird heute eine Blutdrucksenkung mit Medikamenten auch erst bei dauerhaft erhöhten Werten eingeleitet, z. B. bei 150 / 100 mmHg oder bei 160 / 110 mmHg. Bereits bei Werten ab 140 / 90 mmHg sollte allerdings die Versorgung des Kindes gut beobachtet werden.

98. Ich bin in der 7. Schwangerschaftswoche und habe gehört, dass ich besonders in der Frühschwangerschaft viel Eierspeisen essen soll. Ist zu viel Cholesterin nicht schädlich?

Es ist ein altes Märchen, dass ein höherer Eierverzehr zu erhöhten Cholesterinwerten führt. Oft sind erhöhte Cholesterinwerte durch Erbfaktoren, also familiär bedingt. In der Schwangerschaft ist ein bestimmter Spiegel an Cholesterin sogar notwendig, weil es die Grundlage für die wichtigsten Schwangerschaftshormone darstellt. Der Verzehr von Vollkornprodukten und die darin enthaltenen B-Vitamine werden

helfen, das Cholesterin aus den Eiern gut zu verwerten. Das in Eiern enthaltene Protein ist biologisch sehr hochwertig und liefert auch mit seinen Mineralstoffen und Spurenelementen eine wertvolle Grundlage für den gesteigerten Bedarf für Mutter und Kind.

99. Ich habe häufig richtig Heißhunger nach Süßigkeiten und Schokolade. Wie kann ich mir helfen, dass ich der Versuchung nicht so oft erliege und mich mit Süßigkeiten voll stopfe?

Das Verlangen nach Süßigkeiten kann durch einen Energiemangel ausgelöst werden. Eine gute Möglichkeit, süß und trotzdem gesund zu naschen, sind Bananen. Sie liefern schnell Energie und nebenbei noch wichtige Mineralien und Spurenelemente, deswegen werden sie oft auch von Tennisspielern gegessen. Auch getrocknete Aprikosen oder Rosinen können Ihnen helfen, süß und gesund zu naschen. In der Schwangerschaft sollte deswegen auch nicht ausgesprochen fettarm gegessen werden. Nur künstliche Fette und fettreiche Lebensmittel sollten Sie meiden.

Wenn Sie genügend Energie mit Ihrer täglichen Nahrung aufnehmen, wird das Verlangen nach Süßem schnell von selbst nachlassen (s. auch Rezept S. 81).

100. Ich bin in der 32. Schwangerschaftswoche und habe bis jetzt schon 18 kg zugenommen. Kann dies eine Gestose auslösen?

Die allgemeinen Angaben zur Gewichtszunahme in der Schwangerschaft sind statistische Durchschnittswerte und können bei vielen Frauen nach oben oder unten abweichen. Wenn Sie täglich mit allen notwendigen Nährstoffen versorgt sind und sich mit gesunden Lebensmitteln satt essen, wird Ihr Körper so viel Gewicht zulegen, wie es Ihrem individuellen Muster entspricht (S. 58). Oft liegt die Gewichtszunahme bei Frauen, die vorher eher untergewichtig waren, deutlich höher als bei Frauen, die mit einem höheren Ausgangsgewicht in die Schwangerschaft gegangen sind. Die Gewichtszunahme allein löst keine Gestose aus. Oft haben aber Frauen mit Gestose auch Ödeme, die die Gewichtszunahme erheblich erhöhen

können, ohne dass wirklich Substanz zugelegt wird. Wenn im Körper aufgrund von Nährstoffmangel die Flüssigkeit nicht mehr in den Blutgefäßen gehalten werden kann, versickert sie im Gewebe und verursacht so eine auffällige Gewichtszunahme. Wenn die Ödeme sich verringern, wird auch diese Gewichtszunahme wieder deutlich geringer.

Daher sollte die Gewichtszunahme viel individueller betrachtet und auf keinen Fall die Nahrungsaufnahme beschränkt werden. Jede Schwangere braucht täglich eine gute Versorgung mit allen notwendigen Nährstoffen und sollte niemals in der Schwangerschaft bewusst hungern!

Service

PERIODIKA

Schrot und Korn, Naturmagazin,
www.naturkost.de
(mit Informationen und Links)

Ökotest, Magazin des Öko-Verlags
GmbH
Postfach 90 00 66
60447 Frankfurt / Main
0 69/9 77 77 – 0,
www.oekotest.de (s. u.)

Gestose Rundbrief, von der Arbeitsgemeinschaft Gestose-Frauen e.V.
Kapellener Str. 67 a
47661 Issum
0 28 35 / 26 28
www.gestose-frauen.de

Diabetes Journal
Redaktion direkt
Verlag Kirchheim & Co GmbH
Kaiserstr. 51
55116 Mainz
www.diabetes-journal.de
des www.diabetikerbund.de

Diabetes aktuell
(www.diabetes-aktuell.de)
Diabetes aktuell – Hallo Du auch
www.bund-diabetischer-
kinder.de / Fachjournal /
fachjournal.htm.de

COMPASS-Ernährung
www.verbraucherministerium.de /
verbraucher / compassernaehrung.de
(vierteljährlich, vom Bundesministerium für Verbraucherschutz)

Ernährungsmedizin & Diätetik News
(diaita Pressedienst)
von der Gesellschaft für Ernährungsmedizin und Diätetik e.V.
Abt. Presse- und
Öffentlichkeitsarbeit
www.ernaehrungsmed.de

REPORT Naturheilkunde
Triltsch-Verlag Düsseldorf
Herzogstr. 53
40215 Düsseldorf
02 11 / 3 86 36 – 0
www.triltschverlag.de

Zeitschrift für Naturheilkunde
(Organ der Union Deutscher
Heilpraktiker)
Kasernenstr. 26
42651 Solingen
02 12 / 4 72 85

Natur-Heilkunde Journal
www.natur-heilkunde.de

Österreich. Demeter-Bund
Hietzinger Kai 127
A-1130 Wien
www.demeter.at / zeitung.htm

Apotheken-Umschau
Verlag Wort und Bild
Konradshöhe GmbH & Co KG
82065 Baiersbrunn
0 89 / 7 44 44 – 0
www.apothekenumschau.de

BUCHEMPFEHLUNGEN

Ingeborg Zellmann: Vollwertrezepte
aus der Mittelmeerküche – Italien,
Griechenland, St. Georgen 1989
(Schnitzer Verlag)
Helma Danner: Die Naturküche –
Vollwertkost ohne tierisches
Eiweiß, München 2002 (Econ)
Claus Leitzmann, Helmut Million:
Vollwertküche für Genießer,
Niedernhausen 1989 (Falken)
Marlies Weber: Mit Vollkorn kochen,
Weil der Stadt 1989 (Hädecke
Verlag)
Birgit Laue: Ich bin schwanger:
natürlich pflegen und heilen. Öle
und Düfte – Beschwerden lindern –
Sanfte Geburtsvorbereitung,
Reinbek 2002 (rororo 60997)
Margarita Klein: Ich bin schwanger:
ganz entspannt. Atem schöpfen –
Massagen – Fantasiereisen. Mit
Audio-CD, Reinbek 2002 (rororo
60980)
Margarita Klein: Ich bin schwanger:
fit, schön und gesund. Pflege mit
Lust – Bewegung mit Spaß – Essen
mit Genuss – Mit Wohlfühlpro-
gramm, Reinbek 2002 (rororo
60978)

ADRESSEN

Ernährung, Gesundheit, Verbraucherschutz

Deutsche Gesellschaft für
Ernährung e.V.
Bundesverband:
Godesberger Allee 18
53175 Bonn
02 28 / 3 77 66 00
www.dge.de
Ergebnisse der Ernährungswissenschaft, Forschung über Mineralstoffe,
Vitamine, Dokumentation, Koordinie-
rungsstelle für Ergebnisse, Qualitäts-
sicherung

Deutsche Gesundheitshilfe e.V.
Bundesgeschäftsstelle
Hausener Weg 61
60489 Frankfurt
0 69/78 00 42
www.gesundheitshilfe.de
Prävention (Aufklärung) zur Vorbeu-
gung vor Krankheiten durch gesunde
Lebensweise und Ernährung steht im
Vordergrund

AID (Auswertungs-und Informations-
dienst für Ernährung, Landwirtschaft
und Forsten)
Fritz-Ebert-Str. 3
53177 Bonn (Bad Godesberg)
02 28/8 49 90
www.aid.de

Bundesverband Agrar, Ernährung
und Umwelt
Kasernenstr. 14
53111 Bonn
02 28/96 30 50
www.vdl.de

Verbraucherzentrale
Bundesverband e.V. (VBZ)
Markgrafenstr. 66
10969 Berlin
0 30/2 58 00−0
www.vzbv.de
enthält alle Landesverbände mit
Internetadresse

Bundesministerium für Umwelt,
Naturschutz und Reaktorsicherheit
Dienstsitz Bonn:
Robert-Schumann-Platz 3
53175 Bonn
0 18 00/8 30 50
02 28/30 50
Dienstsitz Berlin: Alexanderplatz 6
10178 Berlin
0 18 88/3 05−0
www.bmu.de
Link zu:
Bundesamt für Naturschutz
Konstantinstr. 110
53179 Bonn
www.bfn.de

Bundesministerium für
Verbraucherschutz, Ernährung
und Landwirtschaft
Dienstsitz Bonn: Rochusstr. 1
53123 Bonn
Postfach 1 40 27, 53107 Bonn
02 28/5 29−0 oder
0 18 88/5 29−42 62
Dienstsitz Berlin: Wilhelmstr. 54
10117 Berlin
0 30/2 00 60 oder
0 18 88/5 29−0
www.verbraucherministerium.de

Bundesministerium für Gesundheit
und soziale Sicherheit
Dienstsitz Bonn: Am Propsthof 78 a
53121 Bonn
02 28 / 4 41 – 0 oder
0 18 88 / 4 41 – 0
Dienstsitz Berlin: Wilhelmstr. 49
10117 Berlin
0 18 88 / 4 41 – 0
www.bmgesundheit.de

www.agrarnet.de
Pressemeldungen zur Ernährung,
Gesundheit, Agrarwirtschaft, Markt,
Umwelt: Linkkatalog

www.die-gruene-suchmaschine.de
Nachrichten von Schadstoffbelastung, Einkaufsmöglichkeiten, Umwelt; Das grüne Branchenbuch:
Regionalführer durch das Angebot
umweltbewusster und gesundheits-
fördernder Produkte

www.oekotest.de
Verbraucherberatung, Fragen und
Antworten, Testberichte nach Rubri-
ken und Themen geordnet, z. B. zu
Bioprodukten, Medizin-, Kosmetik-
produkten, Presse, Online-Shop

www.dainet.de
DAINET – Deutsches Agrarinforma-
tionsnetz
Informationen, Portale und Internet-
angebote im Bereich Verbraucherschutz, Ernährung, Landwirtschaft,
Forsten

Hebammen

www.babyclub.de
Hebammensprechstunde,
Hebammensuchmaschine

Bund deutscher Hebammen e.V.
(Berufsorganisation, 13 000 Mitglieder)
BDH e.V.
Gartenstr. 26
76133 Karlsruhe
07 21 / 9 81 89 – 0
www.bdh.de

Bund freiberuflicher Hebammen
Deutschlands e.V.
Kasseler Str. 1
60486 Frankfurt / Main
0 69 / 79 – 53 49 71
www.bfhd.de

Dachverband der Frauengesundheits-
zentren (FGZ) in Deutschland e.V.
Goetheallee 9
37073 Göttingen
05 51 / 48 70 25
Elvira.kalusa@t-online.de
www.medizin-forum.de /
selbsthilfe / frauenzentren.de
Infos über den bundesweiten
Zusammenschluss von 19 FGZ

Gesellschaft für Geburtsvorbereitung
und Frauengesundheit (GfG)
Antwerpener Str. 43
13353 Berlin
0 30 / 45 02 69 20
www.gfg-bv.de

Selbsthilfegruppen und Verbände

Diabetiker-SH-Organisationen

Deutscher Diabetiker Bund e.V.
(Magazin: Diabetes Journal, s.o.)
Danziger Weg 1
58511 Lüdenscheid
0 23 51/98 91 53
www.diabetikerbund.de

Deutscher Diabetikerbund Hessen
Landesgeschäftsstelle
Friedrich-Ebert-Str. 5
34613 Schwalmstadt
0 66 91/2 49 57
www.diabetikerbund-hessen.de

Deutscher Diabetikerbund NRW
Johanniterstr. 45
47053 Duisburg
02 03/60 84 40

Deutscher Diabetiker-Verband e.V.
(Magazin: Diabetes aktuell,
Fachjournal)
Hahnbrunner Str. 46
67659 Kaiserslautern
06 31/7 64 88
www.diabetikerverband.de

Weitere Informationen gibt es auch
beim Diabetes-Forum
redaktion@diabetes-forum.de
sowie bei
www.diabetes-news.de
und
www.diabsite.de

SH-Organisationen Laktose-Intoleranz

Allgemeine Informationen:
www.quarks.de/milch/0501.htm.de
www.lakto-net.de
www.medizin-netz.de/
adrselbsth.htm

Einzelne Ansprechpartner:

Interessengruppe Laktoseintoleranz
Jörn Heimberg
Breitenbachstr.
27578 Bremerhaven
email@laktoseintoleranz.de

Beate Hesterkamp
Am Beilstück 24
44225 Dortmund

Dagmar Kihm-Schreiber
Potsdamer Str. 10
66424 Homburg (Saar)
0 68 41/7 23 36
dagmarkihm@freenet.de

SHGruppe in Bayern
Dieter Sandmaier
Spitalgarten 5
86742 Hochaltingen
01 73/4 94 72 18
Sandmaier@01019freenet.de

Britta-Marei Lanzenberger
Breisacher Str. 10
81667 München
Lanzenberger@vollwertleben.de

SH-Organisationen und Informationen zu Allergie, Asthma, Neurodermitis

www.allergielinks.de
Links zu Verbänden, Gesellschaften und Selbsthilfegruppen zum Thema Allergien, auch internationale Vereinigungen

www.allergie-experten.de
Forum und Informationen zum Thema Allergie, Fachbegriffe, Schlagwortregister, viele Selbsthilfegruppen

Arbeitsgemeinschaft
Allergiekrankes Kind (AAK)
Hilfen für Kinder mit Asthma,
Ekzem oder Heuschnupfen e.V.
Hauptstr. 29
35745 Herborn
02 27/92 87 30
www.aak.de

Deutscher Allergiker- und
 Asthmatikerbund (DAAB) e.V.
Hindenburgstr. 110
41061 Mönchengladbach
0 21 61/18 30 24
www.daab.de

Deutsche Hilfsorganisation
Allergie und Asthma e.V.
Bonusstr. 32
21079 Hamburg
0 40/7 63 13 22
www.dhaa-hamburg.de

Deutsche Haut- und Allergiehilfe e.V.
Fontanestr. 14
53173 Bonn
02 28/35 10 91

Deutscher Neurodermitis Bund e.V.
Spaldingstr. 210
20097 Hamburg
0 40/23 08 10
www.dnb-ev.de

Bundesverband Neurodermitiskranker in Deutschland e.V.
Oberstr. 171
56154 Boppard
0 67 42/8 71 30
www.neurodermitis.net
Bvneuro@ad.com

Allergie-Dokumentations- und
-Informationszentrum (ADIZ)
Kuranstalten und Forschungsinstitute
GmbH
Burgstr. 12
33175 Bad Lippspringe
0 52 52/95 45 00

Atemwegsliga e.V.
Geschäftsstelle
Burgstr. 12
33175 Bad Lippspringe
0 52 52/95 45 05
u.butt@t-online.de

Beratungsstelle für Allergiker und
Asthmatiker
Lacombletstr. 9
40239 Düsseldorf
02 11/62 25 98

Stiftung Deutscher
Polleninformationsdienst
Burgstr. 12
33175 Bad Lippspringe
0 52 52/5 20 81
www.adiz.de

Polleninformationsdienste der
einzelnen Bundesländer:
01 90/11 54 93 Baden-Württemberg
01 90/11 54 94 Bayern
01 90/11 54 87 Berlin, Brandenburg
01 90/11 54 83 Bremen,
Niedersachsen
01 90/11 54 82 Hamburg
01 90/11 54 86 Hessen
01 90/11 54 84 Mecklenburg-
Vorpommern
01 90/11 54 85 Nordrhein-Westfalen
01 90/11 54 92 Rheinland-Pfalz
01 90/11 54 91 Saarland
01 90/11 54 90 Sachsen
01 90/11 54 88 Sachsen-Anhalt
01 90/11 54 81 Schleswig-Holstein
01 90/11 54 89 Thüringen

CF-Selbsthilfe Bundesverband e.V.
(Cystische Fibrose-Mukoviszidose)
Meyerholz 3
28832 Achim
0 42 02/8 22 80
auch unter www.medizin-netz.de/
adrselbsth.htm

Deutsche Zöliakie Gesellschaft e.V.
Filderhauptstr. 61
70599 Stuttgart
07 11/45 45 14

Bioverbände

Bioverbände (unter www.bioge-
muese.de) von der Arbeitsgemeinschaft Ökologischer Landbau e.V.
Demeter Bund e.V.
Brandschneise 2
64295 Darmstadt
0 61 55/84 69 50
demeterbd@t-online.de

Bioland e.V.
Kaiserstr. 18
55116 Mainz
0 61 31/23 97 90
info@bioland.de

Biokreis e.V.
Heiliggeist-/Ecke Hennengasse
94032 Passau
08 51/3 23 33
biokreis@t-online.de

Naturland-Verband für naturgemäßen
Landbau e.V.
Kleinhaderner Weg 1
82166 Gräfelfing
0 89/89 80 82–0
naturland@naturland.de

ANOG e.V.
Pützchens Chaussee 60
53227 Bonn
02 28 / 46 12 62
anogev@t-online.de

EcoVin e.V.
Zuckerberg 19
55276 Oppenheim
0 61 33 / 16 40
ecovin@t-online.de

Biopark e.V.
Karl-Liebknecht-Straße 26
19395 Karow
03 87 38 / 7 03 09
biopark@compuserve.de

Gäa e.V.
Am Beutlerpark 2
01217 Dresden
03 51 / 4 01 55 19
info@gaea.de

Ökosiegel e.V.
Barnser Ring 1
29581 Gerdau
0 58 08 / 18 34

Bauckhof Demeter Naturkost
Dukenwitz 4
29571 Rosche
0 58 03 / 98 73 – 0

Demeter Felderzeugnisse GmbH
Im Klingen 16
64665 Alsbach
0 62 57 / 9 34 00
www.demeter@felderzeugnisse.de
Für Österreich:
Österreich. Demeter-Bund
Hietzinger Kai 127
A-1130 Wien
(gibt auch die Demeter-Zeitung
heraus, s. o.)
www.demeter.at

Produktadressen

Beutelsbacher
Birkelstr. 11
71384 Weinstadt
0 71 51 / 99 51 50
www.beutelsbacher.de

Naturlandhöfe von Bauckhof:
Hofladen Amelinghausen,
Claudia Bauck
0 41 32 / 91 20 42
Laden.Amelinghausen@bauckhof.de

Hofladen Klein Süstedt, Lisa Bauck
05 81 / 90 16 15
Laden.Klein-Suestedt@bauckhof.de

Hofladen Stütensen, Anne Stiehm
0 58 03 / 9 64 24
Laden.Stuetensen@bauckhof.de

Rapunzel AG
Haldergasse 9
87764 Legau
0 83 30/91 00
www.rapunzel.de

Taifun-Tofuprodukte
Life Food GmbH
Bebelstr. 8
79108 Freiburg
07 61/15 21 00
www.taifun-tofu.com

Eine Zusammenfassung aller
Naturlandhöfe (auch Weingüter,
Fischzucht) mit eigener Website
(Einkauf, Urlaub) geordnet nach
Postleitzahlen finden Sie unter
www.naturlandzeichen.de

Bioerzeugnisse bestellen können
Sie ferner auch unter
www.derheimkaufskorb.de
und unter
www.bio-laden.de

DW-Shop Zur Unterstützung der
Deutschen Welthungerhilfe
Eduard-Rhein-Str. 5–7
53639 Königswinter
01 80/5 04 05 00
www.dw-shop.de
Bekleidung auch für Schwangere,
Handarbeiten, Kaffee, Biotee aus
Afrika, Asien, Lateinamerika,
Mehrerlös kommt den Erzeugern
zugute, Transfair-Siegel, keine
Kinderarbeit

Fair gehandelte und ohne
Kinderarbeit erzeugte Produkte
terre des hommes
Zentrale Deutschland
Ruppenkampstr. 11a
49031 Osnabrück
05 41/7 10 10
www.tdh.de

WELEDA AG Deutschland
Möhlerstr. 3–5
73525 Schwäbisch Gmünd
0 71 71/91 90
www.weleda.de
Öko-Nachrichten, Kongresse zum
Thema Gesundheit, Körperpflege,
Naturkosmetik, Beratung

Register

Rezepte

babyclub.de ist ein Portal für werdende und junge Eltern. Das Besondere daran: der ganzheitliche, ökologisch orientierte Ansatz. Bereits seit 1997 bietet der babyclub.de, als damals erstes Babyportal, eine Sprechstunde an, in der Eltern sich mit ihrem persönlichen Problem an eine fachkundige Hebamme wenden können:

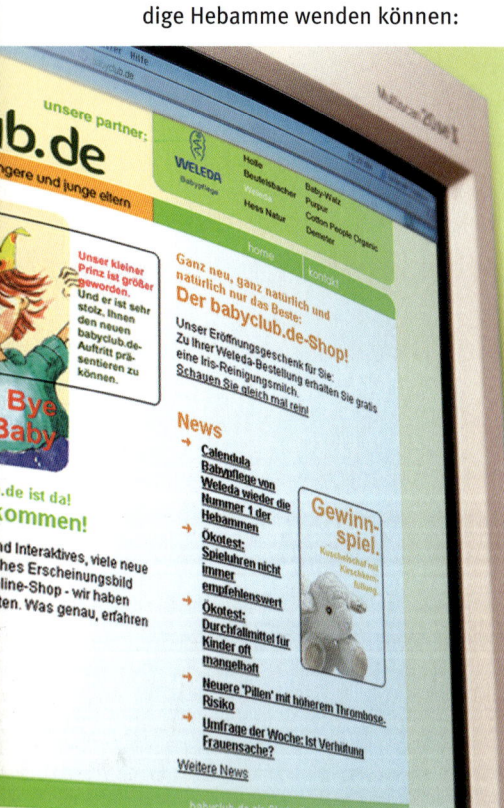

Über 7000 Fragen wurden seither gestellt. Deshalb wissen wir von babyclub.de, was werdende und junge Eltern bewegt, welche Themen und Fragen ihnen am Herzen liegen.

Natürlich haben werdende Eltern unzählige Fragen, wenn ein Baby unterwegs ist. Und ist es erst da, kommt noch eine Fülle Unbekanntes und Neues hinzu. Magazine, Zeitschriften und das Internet bieten eine Flut von Informationen, durch die wir uns jedoch oft regelrecht hindurchkämpfen müssen, weil uns wichtige Erfahrungen und Ratschläge unserer Vorgenerationen fehlen.

Dieses Buch bietet Ihnen eine wertvolle Alternative: Es basiert auf persönlichen Fragen von Müttern und Vätern, die öffentlich im Internetmagazin babyclub.de gestellt wurden.

In der Reihe „Mit Kindern leben" wurden in Kooperation mit dem Rowohlt Verlag und kompetenten Fachautorinnen die häufigsten Fragen aufgegriffen und fachgerecht nach neuesten wissenschaftlichen Erkenntnissen beantwortet. Sie finden in diesem Buch eine Sammlung der 100 wichtigsten Fragen zum

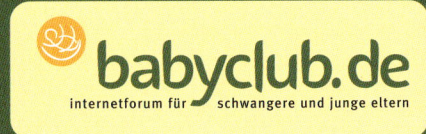
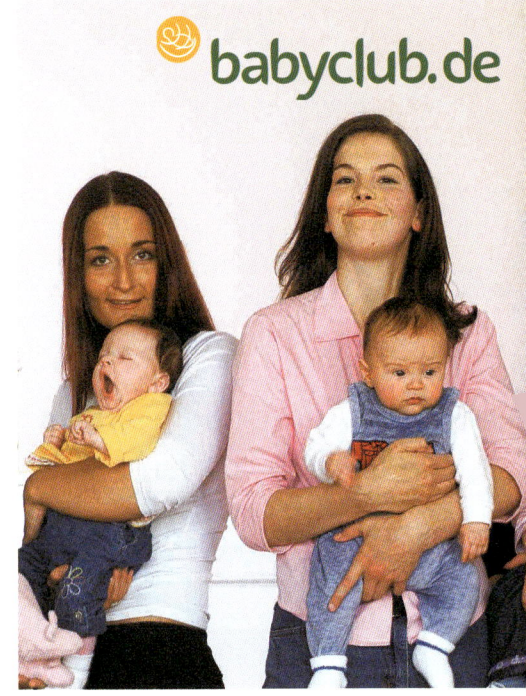

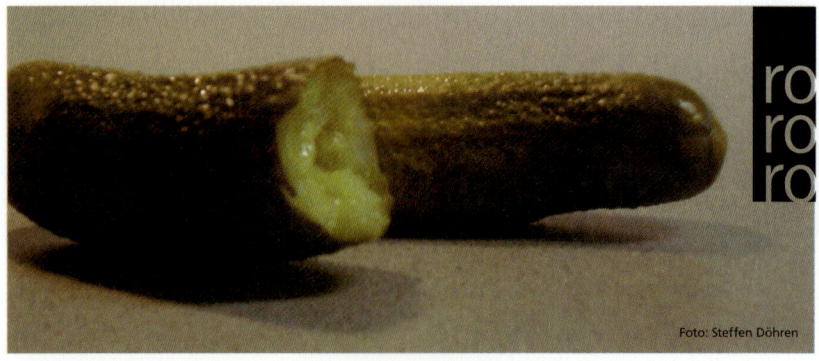

mit kindern leben – Schwangerschaft

Kompetente Ratschläge, Tipps und Antworten zu den spannenden 266 Tagen vor der Geburt

Margarita Klein
Ich bin schwanger:
fit, schön und gesund
Bewegung mit Spaß
Essen mit Genuss
Pflege mit Lust
Mit Wohlfühlprogramm
3-499-60978-9

Margarita Klein / C. A. Weidner
Ich bin schwanger:
Feng Shui für Mutter und Kind
Heilende Rituale
Kraft de Qi
Mit Ba Gua
3-499-60996-7

Birgit Laue
Ich bin schwanger:
natürlich pflegen und heilen
Öle und Düfte
Beschwerden lindern
Sanfte Geburtsvorbereitung
3-499-60997-5

Margarita Klein
Ich bin schwanger:
ganz entspannt
Atemschöpfen
Massagen
Phantasiereisen
3-499-60980-0

Geburtsvorbereitung mit Phantasiereisen und Massagen. Geschichten zur Entspannung auf der Audio-CD.

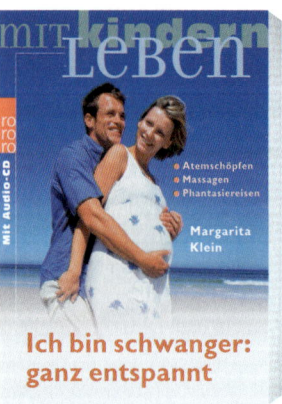

3-499-60980-0

6071/1

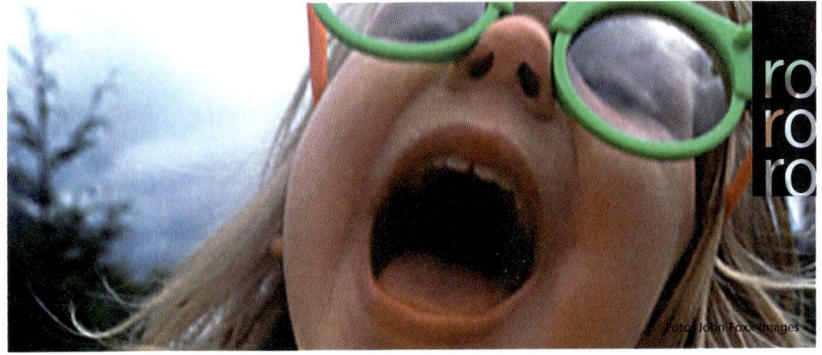
Foto: John Foxx-Images

mit kindern leben – Gesundheit

Kompetente Ratschläge, Tipps und Antworten zu Gesundheit, Vorsorge und Entwicklung

Der sanfte Begleiter durch harte Zeiten für Kinder und Eltern!

Dorit Zimmermann
Wehwehchen
Homöopathie
Bach-Blüten
Aromatherapie
3-499-60991-6

Baden, wickeln, cremen, anziehen und dabei schmusen, lachen, sprechen und verstehen ... liebevolle Tipps zum Thema Babypflege von der erfolgreichen mit-kindern-leben-Autorin.

Cornelia Nitsch
Babys schönste Pflegespiele
Baden
Wickeln
Cremen
Verwöhnen
3-499-60998-3

Dr. Gisela Brehmer
Aus der Praxis einer Kinderärztin
Die richtige Behandlung
Sanfte Heilmethoden
Ernährung und Pflege
Die richtige Behandlung
3-499-60985-1

Das Familienstandardwerk zum Thema, von der niedergelassenen Kinderärztin aus Hamburg.

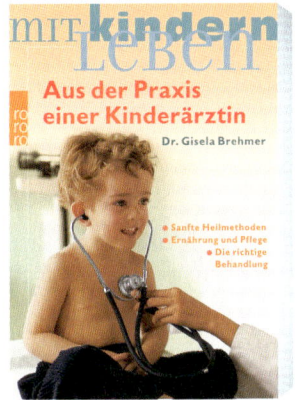

3-499-60985-1